AF469542

SÉANCE D'OUVERTURE

du 1er Octobre 1912

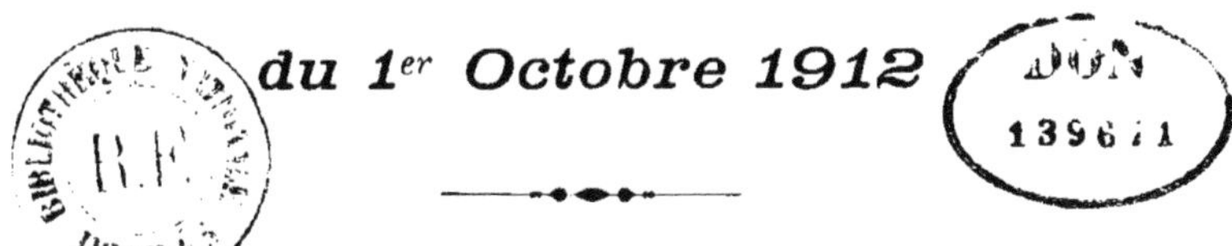

DISCOURS

de M. Henry DELVAUX de FENFFE

Gouverneur de la province

La Science de l'Alimentation populaire

LIÉGE
IMPRIMERIE INDUSTRIELLE ET COMMERCIALE MATH. THONE
Rue de la Commune, 13
—
1912

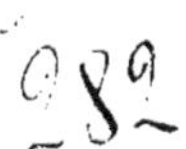

SÉANCE D'OUVERTURE DU 1ᵉʳ OCTOBRE 1912

Discours de M. le Gouverneur

La Science de l'Alimentation populaire

CHAPITRE PREMIER.

SOMMAIRE :

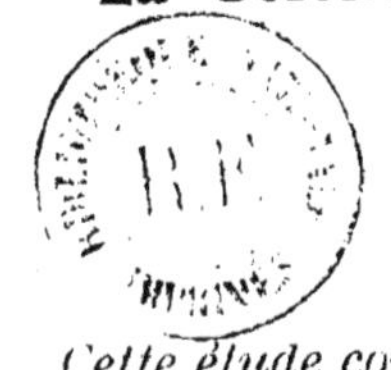

Cette étude complète

LES DISCOURS ANTÉRIEURS :

1909. — Les Habitations ouvrières.
1910. — L'Education Physique de la jeunesse.
1911. — La Science du plein air.
En **1912**, je traiterai de l'**Alimentation populaire.**

IMPORTANCE DE CELLE-CI :

Elle est indispensable au maintien et à la reconstitution des forces humaines.
Elle occupe une place prépondérante dans le budget des travailleurs.
Elle mérite donc de fixer l'attention de l'économiste, du législateur, du philanthrope.
La présente étude est, comme les travaux antérieurs, une œuvre de vulgarisation

MESSIEURS,

Nous continuerons à parcourir aujourd'hui, si vous le voulez bien, le cycle des études sociales que j'ai entrepris de faire devant vous.

En ouvrant votre session de 1909, j'ai eu l'honneur de vous parler des « Habitations ouvrières ». J'ai établi l'intérêt qui s'attache au logement populaire, centre. de la famille ouvrière, foyer qui reçoit et qui forme les travailleurs de demain.

Je vous ai montré, l'année suivante, comment l'enfant né dans ce foyer, doit être conduit par « l'Education physique » vers l'assouplissement, la robustesse, l'endurance corporelle, la vigueur intellectuelle et l'énergie morale.

Mon discours de 1910 décrivait l'utilité — dans ce but — des exercices, des jeux, de la gymnastique, de l'escrime et des sports.

En 1911, nous avons demandé à la « Science du plein air » de nous dévoiler l'action bienfaisante qu'elle exerce sur la consolidation des forces de l'adolescence saine, sur la reconstitution des natures débilitées.

Aujourd'hui, Messieurs, je voudrais écrire pour vous une page nouvelle de la question sociale, non moins importante que les premières : une page qui traite de l'alimentation populaire.

*
* *

La gravité du sujet ne vous échappe pas :

« Le problème social qui prime tous les autres, a très bien dit lord Beaconsfield, est celui de la santé du peuple. »

L'alimentation est la reconstitution permanente de notre vie. Elle est la récupération incessante de nos forces physiques ; elle exerce sur notre énergie, sur notre activité, sur notre productivité, sur notre existence même, une influence essentielle. Plusieurs fois, par jour, nous sacrifions à ses exigences.

Envisagée au point de vue social, elle présente un intérêt non moindre : « La richesse alimentaire, dit M. Slosse,
» professeur à l'Université de Bruxelles, fait un prolé-
» tariat robuste, courageux et producteur. D'aucuns attri-
» buent à la valeur de leur alimentation, la supériorité de
» travail des ouvriers anglo-saxons. Les expériences cruelles
» de la guerre sont loin d'infirmer cette vue ; le nombre
» des traînards est moindre dans les armées bien ravitaillées
» que dans celles où le service de l'intendance est défec-
» tueux ; moindre aussi le nombre des malades. »

M. E. Waxweiler, au moment où il trace le programme des actualités sociales de l'Institut Solvay, confirme cette opinion :

« Le progrès dans la constitution physique de l'homme tend à créer en somme l'homme normal, adapté à ses condi-tions effectives d'existence, et capable par là du plus grand travail utile.

» Et c'est là, véritablement, le fondement solide du pro-grès social.

» On prétend aujourd'hui voir les hommes tels qu'ils sont, soumis en tant qu'organismes vivants, à toutes les influences de croissance, d'évolution et aussi de dégénéres-cence que leur apportent l'hérédité et le milieu.

» Un citoyen sain dans la cité saine, tel serait appliquée à la politique sociale, la forme de l'antique maxime de régénération individuelle. »

Un des nombreux savants allemands, qui se sont passionnés pour ces études, M. Donders, l'auteur de *Die Nahrungstoffe*, résume ces considérations en une phrase : « Celui qui s'applique à étendre nos connaissances sur les aliments, celui-là contribue largement à l'amélioration de l'humanité. »

*
* *

Importante au point de vue de la reconstitution des forces humaines, l'alimentation ne l'est pas moins par la place prépondérante qu'elle occupe dans le budget des classes inférieures.

Il serait téméraire, en parlant de façon générale, de prétendre déterminer exactement les proportions du coût de l'alimentation dans les dépenses de l'ouvrier : les statistiques faites à ce sujet sont variables.

Un savant français a cru devoir conserver à la postérité ce mot d'un de ses amis, voué tout entier au culte de la table : « Mon petit ventre, réjouis-toi ; tout ce que je gagne, c'est pour toi ! »

Cette formule est sans doute celle d'un très petit nombre, mais il est certain que l'alimentation constitue dans presque tous les ménages disposant de ressources modestes, la principale charge ; le logement, le vêtement, les menus plaisirs, etc., prennent rang, sauf de rares exceptions, très loin après elle.

M. Cheysson, le savant économiste français, indiquait l'importance de l'alimentation par la formule suivante :

« L'ouvrier, en travaillant six jours par semaine, travaille :

3 1/2 jours pour payer sa nourriture ;

1 jour pour payer son logement ;

1 jour pour payer ses dépenses de vêtements ;

1/2 jour pour la satisfaction des autres besoins de la famille. »

M. le professeur Landouzy, qui a fait sur cet objet de remarquables recherches, estime, pour les employés et ouvriers interrogés par lui, la dépense « très élevée, puisqu'en moyenne, n'atteignant pas moins de la moitié des salaires, elle la dépasse souvent. »

Le savant observateur a notamment relevé les chiffres suivants :

« Un maréchal-ferrant gagne fr. 5-75 par jour et dépense pour la nourriture et la boisson fr. 4-65 par jour, soit 80,5 % du salaire qu'il gagne.

» Un garçon de chantier gagne fr. 5-50 par jour et dépense, pour la nourriture et la boisson, fr. 4-50 par jour, soit 75 % du salaire.

» Un cordonnier gagne fr. 2-60 par jour et dépense, pour la nourriture et la boisson, 2 fr. par jour, soit 80 % du salaire.

» Un placier en vins gagne fr. 3-50 par jour et dépense, pour la nourriture et la boisson, fr. 2-75 par jour, soit 78,5 % du salaire.

» Un chapelier gagne fr. 5-25 par jour et dépense, pour la nourriture et la boisson, fr. 3-35 par jour, soit 63,8 % du salaire. »

Du côté féminin, nous ne relevons point, en moyenne des proportions aussi fortes, mais pour certaines ouvrières, l'alimentation absorbe cependant des sommes élevées.

En voici quelques exemples :

« Une brocheuse gagnant fr. 1-90, dépense pour son alimentation journalière, fr. 1-30, soit 68,4 % du salaire.

» Une employée de commerce gagnant fr. 1-65, dépense pour son alimentation journalière, fr. 1-40, soit 84,8 % du salaire.

» Une journalière gagnant fr. 1-50, dépense pour son alimentation journalière, fr. 0-90, soit 60 % de son salaire.

» Une autre journalière gagnant 2 fr., dépense pour son alimentation journalière, fr. 1-50, soit 75 % du salaire.

» Une couturière gagnant fr. 1-50, dépense pour son alimentation journalière fr. 0-85, soit 56,6 % du salaire.

» Une autre couturière gagnant fr. 2-60, dépense pour son alimentation journalière fr. 1-80, soit 69 % du salaire.

» Une femme à journée gagnant fr. 1-75, dépense pour son alimentation journalière, 1 fr., soit 57,5 % du salaire. »

*
* *

Donc, par son rôle au point de vue de la santé, des forces, de la résistance des citoyens, aussi bien que par ses exigences financières, l'alimentation du peuple mérite toute la sollicitude des administrateurs de la chose publique.

« Parmi les questions sociales du temps présent, disent MM. Landouzy et Labbé, le problème de l'alimentation naturelle et économique de l'homme demeure l'un des plus passionnants et des plus délicats. Quand il s'agit du travail fourni par le moteur humain, les lois physiologiques doivent être mises d'accord avec les nécessités économiques. De la solution du problème de l'alimentation naturelle des masses, ne sauraient plus se désintéresser ni le législateur, ni le moraliste, ni le médecin, ni le philanthrope. »

De leur côté, MM. Jean Lahor et le docteur Lucien Graux, dans l'*Alimentation à bon marché, saine et rationnelle*, insistent sur l'importance de l'alimentation « qui » domine tout dans la vie de l'ouvrier, et est pour l'homme » lui-même plus haute qu'elle ne semble. L'étude, qu'aujourd'hui on fait d'elle, sera l'un des chapitres de cette » science presque nouvelle, dont je voudrais reconnaître et » faire suivre les lois, et que j'ai nommée « L'Antropo-» technie » ou la « Zootechnie humaine ».

» Une zootechnie humaine aurait cette ambition de faire » naître dans l'humanité des êtres ou des races plus hautes.»

*
* *

Cette fois, encore, Messieurs, c'est une œuvre de vulgarisation que je me suis proposé d'accomplir : je ne prétends point dresser un code scientifique ou encyclopédique de la matière.

Le sujet m'incite même à me montrer particulièrement circonspect, car il voisine, d'une part, avec la physiologie et l'art de guérir, d'autre part, avec la manipulation des fourneaux, sciences respectables et précieuses, dont je désire ne point aborder le domaine.

Je m'estimerai heureux, si, en répandant quelques notions utiles et trop peu connues, je puis, dans une modeste mesure, servir mes concitoyens.

— 9 —

CHAPITRE II.

SOMMAIRE.

**De façon générale, la nature réalise l'égalité somatique
du point de départ.
Les maladies engendrent l'inégalité.
Beaucoup proviennent de l'alimentation défectueuse.
Le peuple dépense trop pour s'alimenter mal ; il pourrait
à moins de frais se nourrir beaucoup mieux.**

Je demanderai aux observations faites par les Anglais,
l'une des assises principales de ce discours.

Les autorités de la Grande-Bretagne, frappées de l'important déchet constaté par les conseils de revision au moment
de la guerre du Transvaal, voulurent s'éclairer sur les
causes de rebut et le Gouvernement créa : « la Commission
d'étude de la détérioration physique ».

La Commission recueillit le témoignage des autorités, des
anthropologistes, des sociologues et aboutit à des conclusions
suggestives. Celle qui nous intéresse particulièrement
aujourd'hui est ainsi formulée par MM. Boulenger et
Ensch, dans leurs études sur la dégénérescence en Angleterre :

« L'une des constatations les plus réconfortantes, disent-ils,
» est que le niveau de la race est indestructible. Il n'y a
» pas d'autres caractères somatiques de la misère que les
» défauts en poids, en taille, en nutrition générale.

» Seuls, les fléaux de l'alcoolisme, de la tuberculose, et
» de la syphilis produisent les profonds dégénérés. »

C'est-à-dire, comme le constate en termes lapidaires, le docteur Eicholtz, que « sauf un atavisme fâcheux, la nature réalise l'égalité du point de départ. »

*
* *

Si la plupart des enfants naissent avec des armes égales dans la lutte somatique pour l'existence, si, d'autre part, des légions de malades de toutes sortes remplissent le monde, d'où cela vient-il ?

De causes diverses, parmi lesquelles l'alimentation défectueuse mérite d'être placée au premier rang.

« Rien ne prépare mieux la déchéance de l'organisme, dit encore Landouzy, et sa non-résistance aux infections contagieuses, qu'une alimentation insalubre ou insuffisante.

» Insalubre, elle altère le tube digestif, et fait de l'individu mal nourri, un intoxiqué, un dyspeptique ; irraisonnée, apportant en excès, ce qui est inutile ou nuisible, et ne fournissant pas ce qui est nécessaire, elle est surabondante sans être nourrissante ; insuffisante, mal calculée, n'apportant pas à l'organisme de quoi réparer les dépenses du travail, elle contraint l'individu à épuiser ses ressources, à détruire ses tissus. »

Et il ajoute :

« Les fautes commises contre l'hygiène alimentaire sont une des raisons de l'existence de la tuberculose, dans le prolétariat parisien. »

Lorsqu'on se recueille devant ce double témoignage de l'observation scientifique :

— 11 —

La nature réalise l'égalité du point de départ ;

L'alimentation défectueuse provoque la déchéance de l'organisme et le livre aux infections contagieuses,

on aboutit à cette angoissante question :

« La nature crée les êtres égaux ; si parmi les adultes les uns sont forts, les autres sont amoindris, voire anéantis par le défaut de l'alimentation, est-ce là le résultat de notre organisation sociale ? »

Chacun comprendra la gravité de la question.

Notre état social détruit-il l'égalité que la nature a faite ? La société mène-t-elle par la misère, par des salaires insuffisants, une partie de l'humanité à une déchéance physique dont la nature n'avait point voulu se rendre coupable ?

Les savants et les observateurs de la misère physique répondent négativement et ils découvrent ailleurs la principale cause du mal.

Le professeur Landouzy affirme, en effet, que :

« Le travailleur parisien, proportionnellement à son gain,
» dépense en général beaucoup d'argent pour se mal
» nourrir, et pourrait dépenser moins pour se mieux
» nourrir. »

Et ailleurs :

« Les hommes dépensant beaucoup trop pour la boisson,
» ne peuvent consacrer assez à leur nourriture substantielle
» qui n'est rationnelle, ni sous le rapport de la qualité, ni
» sous le rapport de la quantité ; tout en faisant une grande
» dépense globale, ils n'arrivent à se nourrir, ni substan-
» tiellement ni sainement. »

Il n'en est point autrement en Belgique, si nous en croyons les travaux de l'Institut Solvay :

« Pour la grande partie des ouvriers des villes, y lisons-
» nous, la pauvreté est secondaire ou relative ; elle résulte de
» la mauvaise utilisation de l'argent, d'un choix malheureux
» de denrées alimentaires onéreuses, de valeur économique
» inférieure, qui ne fournissent pas l'énergie qu'il faudrait,
» plutôt que du manque absolu de ressources. »

Dans son rapport au deuxième congrès de l'alimentation, tenu à Liége, en octobre 1911, M. Slosse insiste sur cette façon de voir :

« Guidés par la puissance de la routine plutôt que par la
» raison, nous consommons des substances coûteuses de
» préférence à d'autres, qui ont le même effet physiolo-
» gique, la même valeur alimentaire, mais dont le prix de
» revient est à peu près nul, si on le compare au prix de
» son substitut. C'est ainsi que l'enquête alimentaire que
» les Instituts Solvay ont réalisée met en évidence la con-
» sommation considérable du beurre et de la graisse qui ont
» une grande valeur marchande et la consommation res-
» treinte des hydrates de carbone (farine) qui ont, en
» pratique, une valeur marchande très minime, et qui
» présentent cependant une grande supériorité aux regards
» de la nutrition générale. »

M. Armand Hemmerdingen a démontré, de son côté, à la Société d'hygiène alimentaire de Paris que l'alimentation conduite suivant des principes rationnels peut faire réaliser des économies de 15 à 20 % sur ce qu'on dépense généralement. Il y voit la source d'une amélioration considérable de l'état social, « amélioration telle que bien des lois et bien des grèves n'arriveraient pas à réaliser. »

Une fort intéressante note qu'a bien voulu me remettre M. le docteur A. Hougardy parle de même au sujet des ouvriers liégeois :

« En général, écrit-il, l'ouvrier des villes tend à consommer beaucoup d'aliments quartenaires ; or, s'il en retire un certain profit au point de vue de l'excitabilité nerveuse, celle-ci même constitue déjà un danger, parce que l'ouvrier ne demande plus à ses muscles un effort constant et régulier, mais des à-coup plus brusques et plus épuisants.

» Le prix élevé de ces aliments azotés oblige l'ouvrier à les prendre d'assez mauvaise qualité ; aussi voit-on les ménagères de nos faubourgs envahir les charcuteries où elles achètent surtout des boudins, pâtes de viande, etc., aliments que leur préparation compliquée prédestine à la falsification, et dans lesquels on introduit tous les détritus qu'il serait impossible de débiter autrement.

» Cette nourriture azotée, de mauvaise qualité, se paie malgré cela, très cher ; en outre, elle ne répond pas aux besoins de l'organisme de l'ouvrier, qui effectue le plus souvent un travail musculaire considérable.

» L'ouvrier industriel vit au contact de gens aisés qui se livrent à un travail intellectuel plus ou moins intense, qui mènent une existence agitée et dont l'organisme exige, pour ces raisons, une nourriture préparée et composée de façon à exciter l'appétit et le système nerveux en général.

» L'ouvrier industriel croit tout naturellement que ce régime de luxe est plus favorable et cherche à le faire sien.

» Il me semble qu'il serait tout au moins aussi profitable à
l'ouvrier de lui faire connaître les ressources que fournissent à l'alimentation les farines, les pâtes et en général
tous les aliments qui contiennent en majorité des hydrates
de carbone combinés à une proportion raisonnable d'albumine. »

*
* *

La synthèse de ce que nous révèlent les praticiens s'établit
donc comme ceci :

La nature réalise l'égalité du point de départ.

Un grand nombre de maladies et de déchéances sont dues
à l'alimentation défectueuse.

Celle-ci résulte moins de la misère que du mauvais choix
des aliments.

CHAPITRE III.

SOMMAIRE.

**La science ne s'est point désintéressée de la question.
La physiologie détermine les exigences de l'alimentation humaine.
La chimie analyse le dosage nutritif des denrées.
Les économistes en indiquent l'exact prix de revient.**

Que s'il en est ainsi, la faute n'en est point imputable
à la science ; celle-ci ne s'est jamais désintéressée de l'alimentation humaine.

A toutes les époques et dans tous les lieux, ce problème a
fait l'objet d'études et de controverses.

A TOUTES LES
ÉPOQUES ON
S'EST OCCUPÉ
DE LA QUESTION
ALIMENTAIRE

Le végétarisme, notamment, revendique l'honneur d'être vieux comme le monde, et d'avoir eu des adeptes dans la plus haute antiquité. Ecoutez plutôt :

Boudha interdisait l'alimentation carnée, dont la consommation était incompatible avec ses théories sur la métempsychose ; Pythagore, qui mourut centenaire, disait, en parlant de la viande : « Craignez, ô mortels, de polluer votre corps par une nourriture aussi abominable ».

Platon réservait cet aliment aux soldats, qu'il considérait comme des êtres inférieurs ; Epicure, — qui valait beaucoup mieux que sa réputation, — apprenait à ses disciples à se contenter de pain d'orge et de fruits.

Porphyre, Sénèque, Plutarque, Ovide, les pères de l'Eglise, combattaient le carnivorisme.

Saint Basile le Grand disait : « Les corps appesantis par la viande sont accablés de maladies. »

D'autre part, la célèbre école de Salerme édictait tout un code d'hygiène alimentaire.

Plus près de nous, on sait que des hommes de haute érudition tels que Bossuet, Voltaire, Diderot, Schelley, Lamartine, Michelet, Herbert Spencer n'ont pas cru déchoir, en consacrant des études à cette question, tandis que Brillat-Savarin, Pawlow, et d'autres mettaient en relief la valeur des alentours de l'aliment, pour lui faire produire le maximum de profit nutritif.

La science contemporaine fournit une innombrable quantité d'ouvrages sur la matière.

M. le docteur Marcel Labbé, professeur à la Faculté de
médecine de l'Université de Paris, a cru devoir baptiser
cette science du nom de « Phagotechnie ».

« Tous les hommes, dit-il, et principalement ceux qui
» ont à faire l'élevage des enfants et à diriger les sociétés
» humaines, doivent connaître cette science de l'alimentation
» pratique. »

M. Dastre, un des maîtres de la Sorbonne, écrit dans *la
Vie et la Mort*:

« Le problème de l'alimentation offre mille aspects. Il est
économique et social, agricole, fiscal, hygiénique médical,
même moral et avant tout, il est physiologique. »

Dans son livre très connu *Pourquoi mangeons-nous ?*
M. Slosse pose le problème d'une manière particulièrement
précise. Voici quelques fragments de cette étude :

« La science détermine très exactement de quoi se compose le corps humain.

» Celui-ci comprend :

» 1. — Les substances albuminoïdes ;

» 2. — Les hydrates de carbone ou hydrocarbonés ;

» 3. — Les graisses ;

» 4. — Les sels minéraux ;

» 5. — L'eau.

» L'activité chimique de l'organisme s'exerce toujours sur
ces cinq groupes de corps. C'est aux dépens de leur puissance énergétique que nous vivons. C'est à les reconstituer
en nous, comme un capital indispensable à notre propre
conservation, que nous tendons sans cesse.

» Vivre, c'est détruire, et il n'est pas un moment de l'existence humaine qui ne soit marqué par une « usure matérielle ou par une perte d'énergie ».

» La détermination et la mesure exacte des pertes subies par l'organisme permettent de calculer sans peine la quantité et la nature de la ration alimentaire nécessaire pour compenser la perte que le fonctionnement des organes a provoquée dans notre avoir substantiel. »

Chercher la perte subie par l'organisme pour faire face aux besoins de l'existence, d'une part, à la dépense d'activité, d'autre part, c'est fixer la ration d'entretien et la ration de travail, soit « l'énergie potentielle que l'organisme doit recevoir pour faire face aux nécessités du travail total, c'est-à-dire du travail intérieur et du travail mécanique. »

En théorie donc, déterminer la quantité d'albumine de graisse, d'hydrate de carbone, qui est nécessaire pour fournir à l'homme la réparation alimentaire, adéquate à ce que son organisme dépense, est devenu réalisable. Il s'agit ici de moyenne, car on ne peut espérer atteindre une norme absolue ; l'individualité elle-même avec les éléments physiques et moraux, qui lui sont propres, avec ses variétés infinies, apporte un facteur imprécisable.

Les découvertes réalisées dans cette voie constituent une étude des plus captivantes.

On peut établir la dépense faite par l'organisme, par l'évaluation de la perte d'énergie, mesurée sous forme de chaleur, soit donc par perte de calories. La calorie est la quantité de chaleur nécessaire pour élever de 1° centigrade la température d'un kilogramme d'eau.

Dans un article récent de la *Médecine scolaire*, le docteur
L. Butte, rédacteur en chef de cette revue, a clairement
dosé ce qu'il faut de calories à un enfant de 5 à 18 ans,
selon sa taille et son poids, pour satisfaire aux rations
d'entretien de croissance, d'activité musculaire et de travail
intellectuel qui lui sont nécessaires.

Ces quelques pages parues dans le numéro du 10 février
1911 constituent un excellent traité d'alimentation populaire
pour la jeunesse, dont la diffusion et le commentaire devraient être mis à la portée de toutes les mères.

D'autre part, des recherches scientifiques ont permis
d'admettre qu'un homme adulte, éveillé, au repos, fournit
100 calories par heure, soit 2,400 calories pour 24 heures.

Pour mesurer le travail mécanique, M. Slosse part de ce
principe qu'une calorie, unité de chaleur, correspond à 425
kilogrammètres, unité de travail, et que l'énergie mécanique
peut se transformer en énergie calorique et inversement.

Il fixe, par exemple, pour les métiers suivants, un travail
mécanique représentant par heure en kilogrammètres.

Couturière à la main	900 k.
Ecrivain	1,600 k.
Tailleur	1,700 k.
Lithographe	2,000 k.
Couturière à la machine	2,800 k.
Dessinateur	4,000 k.
Mécanicien	4,100 k.
Cordonniers	8,000 k.

Pour les métiers de force, tels les terrassiers, les débardeurs, les manœuvres de maçon, on s'élève par jour, à 120,000, 150,000 kilogrammètres et plus.

Ces chiffres correspondent à un ouvrier pesant 70 kilos.

Se basant sur ces expériences, l'auteur établit trois catégories de travailleurs :

La première comprend les petits métiers : tailleur, dessinateur, écrivain, couturier, etc. Il évalue le travail mécanique produit par cette catégorie, pour une journée de travail de 10 heures, à 50,000 kilogrammètres, ce qui l'amène à une dépense de 118 calories en chiffre rond.

La seconde catégorie comprend les métiers où le travail mécanique est plus élevé et dont le type serait fourni par le cordonnier à la main. Le travail mécanique s'élève de 80,000 à 100,000 kilogrammètres en 10 heures, et la « dépense » à 190 calories.

Une troisième catégorie comprendrait les métiers de force : terrassiers, débardeurs, carriers, etc., et leur travail peut être estimé de 120,000 à 150,000 kilogrammètres et plus, et la dépense de 350 à 360 calories.

En tenant compte du déchet et de ce qu'une certaine quantité d'énergie contenue dans la ration supplémentaire s'extériorise en travail mécanique, les quantités suivantes seraient nécessaires pour faire face aux nécessités du travail total.

Dans la première catégorie, la ration d'entretien étant calculée à 2,400 calories, il faut y ajouter 400 calories, soit au total 2,800 calories.

2ᵉ catégorie : 2,400 plus 900 = 3,300 calories.

3ᵉ catégorie : 2,400 plus 1,400 = 3,800 calories.

Il faut, autant que faire se peut, que les trois groupes d'aliments dynamogènes soient reproduits dans la ration supplémentaire, en la même proportion qu'ils le sont dans la ration alimentaire moyenne, de telle façon que, des 1,400 calories supplémentaires que réclame le travail fatiguant, 1/7 à 1/5 provienne de substances albuminoïdes, le reste étant fourni par les graisses et les hydrates de carbone.

Ayant ainsi déterminé des lois — auxquelles l'individualité humaine impose, je le répète, une certaine élasticité, — la science a fourni au problème de l'alimentation populaire, le premier et le plus indispensable de ses apports.

Après avoir établi quelle est, pour l'organisme humain, la perte en calories subie, selon l'âge, le poids, la force et le travail de l'individu, il ne sera point malaisé de déterminer quelles sont les denrées alimentaires les mieux à même de restituer la force dépensée.

La chimie s'est acquittée de cette tâche avec gran ! succès, et divers auteurs ont dressé des tables parfaitement précises à cet égard.

M. Kœnig a même poussé la précision au point de tenir compte de l'influence que le sol d'origine, le mode de culture, l'engrais employé exercent sur la richesse des produits en matières nutritives.

Un de ses tableaux nous enseigne, par exemple, que le froment donnera :

en Australie 10,16 % d'albumine ;

en France 12,64 % d'albumine ;

et en Russie 16,7 % d'albumine.

Qu'en Australie, il donnera 1,39 % de graisse ;

en France, il donnera 1,41 % de graisse ;

en Asie, il donnera 2,08 % de graisse ;

qu'il renfermera en Russie 64,40 % en hydrate de carbone et en Ecosse 72,77 %.

De nombreuses expériences faites sur la composition de la fumure, sur l'alimentation du bétail, sur les influences de la pluie, de la chaleur solaire prouvent avec quelle minutie on s'est efforcé d'atteindre le maximum de vérité en la matière.

*
* *

Les hommes d'études, orientés vers la question sociale, ont fait un pas de plus, et à leur tour, ils ont recherché et établi la valeur en numéraire de l'unité de force comprise dans chaque aliment.

Dès lors, la science a rempli sa tâche ; elle a montré ce que nous consommons de force chaque jour ; au moyen de quels aliments nous pouvons sûrement, et dans des conditions de prix déterminées, pourvoir le corps de ce qui lui est nécessaire.

CHAPITRE IV.

L'assistance, tant publique que privée, ne s'est point,
dans notre pays, détournée du problème de l'alimentation.

De ce que celle-ci absorbe la plus grande partie des ressources dont disposent les ménages à revenus modestes, il

résulte que toutes les institutions d'assistance générale ont pour premier effet d'aider à nourrir les déshérités de la fortune.

On peut affirmer que plus de la moitié des sommes considérables distribuées en Belgique par les associations charitables ou par la bienfaisance officielle servent au ravitaillement du peuple.

Il y aurait, Messieurs, tout un volume à faire, un gros volume sur les multiples manifestations de la philanthropie envisagées à ce point de vue spécial.

Je ne puis, dans ce discours, m'abandonner, pour séduisante qu'elle soit, à pareille étude. Je ne puis même pas, tant elles sont nombreuses, énumérer toutes les œuvres dont le but principal est le secours alimentaire.

Je me bornerai à en citer quelques-unes, que je choisis dans des domaines divers, et j'exprime en même temps le regret de ne pouvoir rendre cette liste plus complète.

*
* *

Dès avant sa naissance, au moment de celle-ci, et dans le premier mois de l'existence, la santé de l'enfant se trouve protégée par les œuvres des cantines pour femmes pauvres dont la délivrance est prochaine et par les consultations de nourrissons.

Rien ne saurait être plus louable, car c'est dès le seuil de l'existence, qu'il convient d'apporter à l'enfant, avec les soins et l'hygiène, l'alimentation substantielle.

Il a été démontré que c'est dans l'enfance que l'être humain, de même que l'animal et la plante, requièrent avec le plus d'exigence les éléments substantiels.

C'est alors qu'il importe surtout de fournir à son jeune organisme les matières que réclame sa formation.

M. de Sagher, au début de son cours de puériculture, s'exprime ainsi :

« L'alimentation joue un rôle prépondérant dans l'élevage des enfants. Bien comprise et convenablement dirigée, elle est le facteur le plus important de leur santé.

» C'est une vérité que l'on ne pourrait trop répéter aux mères, et dont elles ne sauraient assez saisir l'importance. Un enfant bien nourri a les plus grandes chances d'être bien portant, frais, enjoué, d'avoir caractère facile et sommeil paisible.

» Une alimentation vicieuse, au contraire, retentit d'une façon néfaste sur toute l'économie de celui qui y est soumis : outre la gastro-entérite, elle est la cause directe de nombreuses maladies de la première enfance. »

Mme Hélène Sosnowska, docteur en médecine de l'Université de Paris, ajoute :

« L'enfant qui, dès l'âge le plus tendre, a été alimenté
» sainement, acquiert une santé et une vigueur qu'il conser-
» vera lorsqu'il sera devenu un homme. »

C'est d'ailleurs, on le sait, parmi les jeunes enfants que la mort fait le plus de ravage.

LA MORTALITÉ INFANTILE EST CONSIDÉRABLE

Voici quelques chiffres édifiants à ce sujet :

La proportion de décès des nourrissons dans la première année est, par 1,000 naissances :

En Russie, de 268,6

En Bavière, de 250

En Saxe, de 247

En Wurtemberg, de 222

En Hongrie, de 210

En Autriche, de 209

En Allemagne, de 204

En Australie, de 200

En Roumanie, de 197

En Prusse, de 194

En Italie, de 172

Aux Etats-Unis d'Amérique, de 160

En Grande Bretagne, de 158

En Belgique, de 142

En Hollande, de 135

En France, de 135

En Suisse, de 135

Au Japon, de 132

Au Danemark, de 115

En Uruguay, de 108

En Suède, de 104

Madame Eugène Plasky, dans son intéressante étude sur la protection et l'éducation de l'enfant du peuple en Belgique, dit :

« En 1897, la statistique renseignait comme moyenne
» annuelle en Belgique, une mortalité de plus de 30,000
» enfants de moins d'un an, sur environ deux cent mille
» naissances.

» On sait combien de maladies causées par une alimen-
» tation défectueuse emportent de nourrissons dans les
» classes pauvres. »

La proportion, pour mille de ces décès, s'établissait
comme suit, entre les arrondissements administratifs de
notre pays, pendant la période 1891-1900 :

PROPORTION
PAR ARRON-
DISSEMENT
ADMINISTRATIF

1891-1900

Philippeville	. . .	97,9 ;
Huy,	. . . . . .	103,6 ;
Ath,	. . . . . .	104,4 ;
Dinant,	. . . . .	109,4 ;
Waremme,	. . . .	110,3 ;
Marche,	. . . . .	112,6 ;
Neufchâteau,	. . .	113 ;
Soignies,	. . . .	113,9 ;
Thuin,	. . . . .	115,3 ;
Mons,	. . . . .	115,9 ;
Bastogne,	. . . .	118,4 ;
Virton,	. . . . .	119,2 ;
Nivelles,	. . . . .	120,5 ;
Louvain,	. . . . .	125,1 ;
Namur,	. . . . .	125,3 ;
Hasselt,	. . . . .	126,6 ;
Tournai,	. . . . .	128,9 ;

Turnhout, ... 134,6;

Audenarde, ... 134,9;

Arlon, ... 136,8;

Charleroi, ... 140,2;

Alost, ... 141,1;

Verviers, ... 141,9;

Liége, ... 143,5;

Tongres, ... 144,1;

Maeseyck, ... 145,5;

Malines, ... 153,5;

Thielt, ... 161,4;

Eecloo, ... 163,3;

Bruxelles, ... 167,8;

Bruges, ... 177,6;

Anvers, ... 186,7;

Termonde, ... 188,1;

Courtrai, ... 201,4;

Ypres, ... 215,1;

Gand, ... 220,1;

Roulers, ... 227,9;

Saint-Nicolas (Waes), 231,5;

Dixmude, ... 236,5;

Furnes, ... 243,1;

Ostende, ... 252,5;

 Les chiffres sont ainsi modifiés pour la période 1901-1908.

Philippeville 83.7
Neufchâteau 91.0
Ath 92.9
Marche 94.2
Dinant 94.3
Mons 94.3
Huy 94.3
Waremme 97.6
Bastogne 98.2
Soignies 100
Thuin 101.1
Namur 103.3
Nivelles 104.5
Virton 107.5
Hasselt 113.2
Louvain 114.3
Audenarde 116.4
Tournai 116.5
Verviers 121
Liége 123.8
Arlon 125
Turnhout 129.1
Charleroi 129.1
Tongres 131
Alost 137.4
Bruxelles 142.8

Malines 145.2

Eecloo 145.7

Maeseyck 147.5

Thielt 160.3

Anvers 165.7

Bruges 167.3

Termonde 180.8

Courtrai 186.7

Ypres 198.9

Gand 206.7

Saint-Nicolas (Waes) 211.7

Furnes 220.4

Dixmude 223.7

Roulers 230.2

Ostende 253.1

 On ne saurait donc trop applaudir à ces lignes qu'écrivait notre savant bactériologiste, M. Malvoz, dans la poitrine duquel bat le cœur d'un philanthrope sincère :

« Quand on sait que dans certaines régions du pays, près du quart des enfants de moins d'un an succombent, quand on a la conviction que la plupart de ces nourrissons auraient pu être sauvés par des soins convenables, on se rend compte que le salut se trouve dans la vulgarisation des mesures préservatrices de la vie de l'enfant.

» C'est à ce nouvel apostolat que des médecins ont voué leurs généreux efforts : non seulement on les voit répandre partout la bonne parole, mais, sous leur féconde impulsion, se sont créées ces œuvres admirables des gouttes de lait, des consultations de nourrissons, des crêches, des pouponnières, des asiles où les mères trouvent pour elles-mêmes et pour le nouveau-né, l'aide et la protection indispensables.»

LES PREMIÈRES CONSULTATIONS DE NOURRISSONS A PARIS

La première consultation de nourrissons, Messieurs, fut créée à « La Charité » de Paris, en 1892, par le docteur Budin.

De 1892 à 1897, Budin ne perdit à sa consultation que trois enfants, de gastro-entérite, et il déclarait qu'on en pouvait sauver 80,000 par an.

A BRUXELLES

Le docteur Eugène Lust imita cet exemple, en créant, en 1897, la « Laiterie maternelle » de Bruxelles.

Notre province n'est point demeurée en arrière de ce mouvement.

A LIÉGE

La première œuvre de ce genre, à Liége, a été fondée en 1901 par M. le docteur Charles, et fonctionna dans les locaux de la Maternité.

M. le docteur Fraipont, directeur de cet établissement, veut bien m'écrire à ce sujet :

« La consultation des nourrissons annexée à la clinique des femmes de l'Université de Liége ne reçoit que les enfants nés dans l'établissement et élevés au sein. C'est, en partie, dans le but de propager l'allaitement maternel qu'elle fonctionne. Elle a été fréquentée annuellement, jusque maintenant, par une moyenne de 130 enfants, qu'on apporte tous les samedis. On donne aux mères les conseils d'hygiène nécessaires et on leur distribue des bons de viande, d'œufs, de farines alimentaires, et des objets de layettes, à l'aide des subsides de l'Etat et de la Province.

» Les femmes reviennent avec plaisir à la consultation et on ne peut pas dire qu'elles y sont attirées par l'appât de secours, car les ressources ne sont pas très grandes : 500 fr. annuellement.»

Sur l'initiative de M. le docteur de Sagher, une œuvre semblable était créée en 1905 par la Polyclinique de Liége.

Dans le rapport qu'il publia en 1906, sur la première année de fonctionnement, le fondateur définissait ainsi l'œuvre nouvelle :

« Tous savent la différence essentielle qui distingue les
» « Gouttes de Lait » des « Consultations de nourrissons »
» du type Budin. Les premières ont pour but principal la
» distribution gratuite ou à prix réduit de bon lait stérilisé,
» tandis que, dans les consultations de nourrissons, on s'ef-
» force par tous les moyens de favoriser et encourager
» l'allaitement maternel.

» C'est ce type que nous avons adopté. Les mères les
» plus nécessiteuses reçoivent des secours en œufs, viande.

» Exceptionnellement, lorsque, soit par incapacité phy-
» sique, soit parce qu'elles doivent travailler, elles ne
» peuvent nourrir, on leur donne des bons d'excellent lait
» stérilisé. »

Nous souscrivons volontiers à cet éloge mérité que M. de Sagher fait de l'œuvre :

« La haute portée sociale et humanitaire des consultations
» de nourrissons est reconnue par tous les médecins, phi-
» lanthropes, sociologues. Non seulement elles rendent des
» services directs aux familles, elles réduisent le taux de la
» mortalité infantile, mais elles contribuent puissamment à

» l'éducation des mères, en faisant pénétrer petit à petit
» dans les milieux ouvriers les notions d'un élevage ration-
» nel et scientifique.

» En diminuant les tares, les maladies, les difformités
» engendrées par une mauvaise alimentation et une hygiène
» défectueuse, les consultations préparent des races fortes
» et saines. »

La consultation de nourissons est donc une excellente œuvre d'alimentation populaire, puisque tous ces efforts
tendent à fournir à l'enfant la première et la meilleure des
nourritures : le lait de la mère.

Le docteur Devraigne appelait les consultations de nourrissons des « Ecoles d'allaitement au sein ».

Nous pouvons les considérer comme les meilleurs véhi-
cules de l'alimentation humaine pendant la première
enfance.

Le dernier rapport paru sur la consultation de la Polyclinique de Liége établit, au surplus, que dans un budget dont
les dépenses s'élèvent à fr. 3,485-62, les sommes suivantes,
soit les 6/9 ont été consacrées à l'alimentation proprement
dite :

Viande	fr. 1,952-50
Œufs	201-40
Lait	719-31
Farines alimentaires	156-06
	Fr. 3,029-27

Une autre consultation de nourrissons fut fondée au Laveu, en octobre 1908, et dirigée par Mme la docteur Walch-Kerrens.

Dans le deuxième rapport annuel publié par celle-ci, nous lisons ces très justes réflexions :

« Interrogez la plupart des femmes sur leur alimentation ordinaire, la réponse est invariable : le pain, le café !

» Rares sont les ménagères qui se nourrissent de légumes, de pommes de terre, de potages. Pourquoi? L'on vous dira : c'est trop cher Et c'est en vain qu'on leur démontre par des chiffres que cette nourriture est moins coûteuse et plus fortifiante que les tartines ! Le vrai motif, à mon avis, est, d'une part, l'ignorance de beaucoup en fait de cuisine : presque toutes ces femmes d'ouvriers se sont mariées jeunes, après quelques années de service, ou de travail d'atelier et de fabrique.

» Elles n'ont jamais fait «la soupe» et chez elles n'en ont pas vu faire. Et elles continuent la vieille routine : le café qui traîne tout le jour sur le poêle, le pain qui ne quitte pas la table et que l'on découpe, à même, au fur et à mesure des appétits, le petit morceau de charcuterie, que l'on court acheter pour le père, les jours où il y a de l'argent au logis. Elles n'ont jamais vu faire mieux et elles ne cherchent pas, ne pensent même pas qu'il pourrait être mieux fait.

» Puis, autre motif puissant : le pain est toujours prêt ! tandis qu'il faut du temps pour la préparation d'une soupe? et l'on a tant de choses à raconter entre voisines, et il est si vite l'heure du repas !

» Comment guérir ou du moins améliorer ces plaies sociales? En faisant sans trève, sans défaillance chaque semaine, l'éducation des mères; en les attirant par la santé
et la beauté de leurs nourrissons. Mais ce n'est guère suffi-
sant: c'est à la femme jeune, à la future mère, à la fillette
qu'il faudrait s'adresser. »

La Ville de Liége, de son côté, organisa, à partir de 1908,
des « Consultations de nourrissons » dans chaque crêche.

Les médecins inspecteurs des crèches se chargent de la
visite des enfants présentés; ils consacrent chaque semaine
une séance de 1 1/2 heure à 2 heures, à cette visite. Ils
donnent des conseils aux mères, s'efforcent d'obtenir
qu'elles allaitent elles-mêmes leurs enfants.

Ils sont autorisés à distribuer du lait, des farines, des
œufs et de la viande, et à prescrire des médicaments, ceux-
ci fournis pour compte du bureau de bienfaisance.

Ne sont admis aux consultations que les enfants indigents, domiciliés à Liége; en général, ne sont visités que
ceux de moins de 9 mois. Les tableaux ci-joints indiquent
la fréquentation et la répartition des frais à charge de la
Ville:

LIBELLÉS		Crèche Abry	Crèche Eugénie	Crèche Lepage	Crèche de l'Ouest	Crèche Elisabeth	Crèche du Centre	Totaux
Enfants inscrits en 1909 et représentés en 1910	1er trimestre	—	7	6	—	4	2	19
	2e —	2	16	10	19	10	9	66
	3e —	7	14	14	26	17	15	93
	4e —	14	18	19	19	19	8	97
Totaux des enfants de 1909 représentés en 1910		23	55	49	64	50	34	275
Enfants inscrits en 1910	du 1er trimestre	14	20	22	40	23	17	136
	du 2e —	19	32	17	65	37	18	188
	du 3e —	29	25	17	55	24	23	173
	du 4e —	22	18	27	59	22	12	160
Enfants examinés en 1910. . .		107	150	132	283	156	104	932
Nombre de journées pendant lesquelles ces enfants sont restés sous la surveillance. . . .		11.721	19.899	12.971	30.773	16.705	13.348	105.417

LIBELLÉS	Crèche Abry	Crèche Eugénie	Crèche Lepage	Crèche de l'Ouest	Crèche Elisabeth	Crèche du Centre	Totaux
Enfants inscrits en 1909 et continuant à être présentés en 1911	—	3	3	—	2	—	8
Enfants inscrits en 1910 et représentés en 1911 — 1er trimestre	—	3	4	—	5	4	16
Enfants inscrits en 1910 et représentés en 1911 — 2e —	6	13	3	24	15	6	67
Enfants inscrits en 1910 et représentés en 1911 — 3e —	17	13	6	35	12	12	95
Enfants inscrits en 1910 et représentés en 1911 — 4e —	17	16	18	54	14	9	128
Totaux des enfants de 1909 et de 1910 présentés en 1911 . . .	40	48	34	113	48	31	314
Enfants inscrits en 1911 — du 1er trimestre	18	18	27	49	27	26	165
Enfants inscrits en 1911 — du 2e —	47	22	37	47	24	20	197
Enfants inscrits en 1911 — du 3e —	—	38	40	66	37	17	198
Enfants inscrits en 1911 — du 4e —	26	29	17	51	33	24	190
Enfants examinés en 1911 . .	131	155	155	326	169	118	1054
Nombre de journées pendant lesquelles ces enfants sont restés sous la surveillance	13.289	20.288	19.652	36.097	19.790	15.711	125.427

Voici quelques indications sur les dépenses occasionnées par les consultations de la ville et des renseignements statistiques intéressants :

ANNÉE 1909

LIBELLÉS		Crèche ABRY	Crèche EUGÉNIE	Crèche LEPAGE	Crèche de l'OUEST	Crèche ÉLISABETH	Crèche du CENTRE	Les six Crèches
Statistique	1. Nombre des enfants présentés.	91	103	131	191	165	113	793
	2. Nombre des séances.	52	50	52	52	52	50	—
	3. Nombre total des journées pendant lesquelles les enfants sont restés sous la surveillance.	8942	14580	14479	19071	18193	14636	89901
	4. Nombre moyen de ces journées, le maximum étant de 365.	98	141,5	110,5	99,8	110,9	129,5	113,4
Dépenses — Alimentation	1. Lait.	259 78	2463 20	1571 10	3002 27	1167 51	462 51	8926 37
	2. Viande.	835 50	— —	163 75	51 00	1498 50	— —	2548 75
	3. Œufs.	468 91	16 38	272 45	609 83	567 48	1869 92	3804 97
	4. Farines.	100 00	129 00	54 00	— —	— —	283 25	566 25
	5. Bas-Beurre.	15 00	342 00	— —	— —	— —	4 00	361 00
	Dépenses d'alimentation	1679 19	2950 58	2061 30	3663 10	3233 49	2619 68	16207 34
Dépenses — Dépenses diverses	6. Matériel et divers.	25 90	19 25	46 50	102 16	76 20	122 90	392 91
	7. Analyses et Frais collectifs.	— —	— —	— —	— —	— —	— —	81 90
	8. Journées des Berceuses.	78 00	75 00	78 00	78 00	78 00	75 00	462 00
	9. Indemnités, Médecins et Directrices.	500 00	500 00	500 00	500 00	500 00	500 00	3000 00
	Dépenses totales	2283 09	3544 83	2685 80	4343 26	3887 69	3313 58	20144 15
Dépense moyenne par journée et par enfants. *Alimentation*		C^es 18.7	20,2	14,2	19,2	17,7	17,8	18,0
Dépense moyenne par journée et par enfant. *Tous frais compris.*		C^** 22.5	24.3	18.5	22.7	21.4	22.6	22 4

ANNÉE 1910

	LIBELLÉS	Crèche ABRY	Crèche EUGÉNIE	Crèche LEPAGE	Crèche de l'OUEST	Crèche ÉLISABETH	Crèche du CENTRE	Les six Crèches
Statistique	1. Nombre des enfants présentés	107	150	132	283	156	104	932
	2. Nombre des séances	52	52	52	52	50	49	—
	3. Nombre total des journées pendant lesquelles les enfants sont restés sous la surveillance	11721	19899	12971	30773	16705	13348	105417
	4. Nombre moyen de ces journées, le maximum étant de 365	109,5	132	98	108	107	128	113
Dépenses — Alimentation	1. Lait	245 20	3551 46	1678 03	6983 01	681 87	908 02	14047 59
	2. Viande	1754 25	— —	61 25	— —	2932 50	— —	4748 00
	3. Œufs	7 35	1 43	371 14	86 58	— —	1324 82	1791 32
	4. Farines	200 00	132 15	84 00	157 50	— —	90 00	663 65
	5. Bas-Beurre	14 00	67 00	— —	— —	— —	— —	81 00
	Dépenses d'alimentation.	2220 80	3752 04	2194 42	7227 09	3614 37	2322 84	21331 56
Dépenses — Dépenses diverses	6. Matériel et divers	51 66	69 00	19 10	46 62	31 94	68 10	287 42
	7. Analyses et Frais collectifs	— —	— —	— —	— —	— —	— —	54 50
	8. Journée des berceuses	78 00	78 00	78 00	104 00	75 00	73 50	486 50
	9. Indemnités, Médecins et Directrices	500 00	500 00	500 00	540 00	525 00	500 00	3065 00
	Dépenses totales.	2350 30	4399 04	2791 52	7916 44	4241 80	2964 44	25224 98
	Dépense moyenne par journée et par enfant. *Alimentation*	C^{mes} 18,9	18,8	16,9	23,4	21,6	17,4	20,2
	Dépense moyenne par journée et par enfant. *Tous frais compris*	C^{es} 24.3	22,1	21,5	25,7	25.4	22,6	23,9

ANNÉE 1911

	LIBELLÉS	Crèche ABRY	Crèche EUGÉNIE	Crèche LEPAGE	Crèche de l'OUEST	Crèche ÉLISABETH	Crèche du CENTRE	Les six Crèches
Statistique	1. Nombre des enfants présentés	131	155	155	326	169	118	1054
	2. Nombre des séances	—	—	—	—	—	—	—
	3. Nombre total des journées pendant lesquelles les enfants sont restés sous la surveillance	13289	20288	19652	36697	19790	15711	125427
	4. Nombre moyen de ces journées, le maximum étant de 365	101,4	130,9	126,7	112,5	117,1	133,1	119
	Dépenses d'alimentation	3237 69	4412 12	3203 87	7774 45	3880 09	2800 59	25308 81
	Dépenses diverses	613 93	615 00	630 11	787 90	651 30	632 77	3931 01 72 00
	Dépenses totales	3851 62	5027 12	3833 98	8562 35	4531 39	3433 36	29311 82
	Dépense moyenne par journée et par enfant. *Alimentation*	Cᵐᵉ 24.3	21,7	16,3	21,2	19,6	17,8	20,2
	Dépense moyenne par journée et par enfant. *Tous frais compris*	Cᵐᵉ 28,9	24,7	19,5	23,3	22,9	21,8	23,3

En 1912, les dépenses atteindront environ 30,000 francs.

Une cantine pour femmes fonctionn plusieurs années
rue de la Province, 23, en notre ville; elle était due au
généreux dévouement de la baronne Enguerrand de Caters.

Les repas étaient distribués tous les jours de 11 à 2 heures
et de 5 à 8 heures.

L'œuvre donna :

En 1908 : 15,806 soupes en 247 jours.

En 1909 : 25,269 soupes en 310 jours.

Ce qui fait 41,075 en 557 jours, soit une moyenne journalière de 64 pour la première année et de plus de 81 pour
la seconde année.

A la naissance de l'enfant, on exigeait l'allaitement maternel, et on l'obtenait presque toujours.   .

M. le docteur Hougardy aida l'institution, au début, et y
installa une consultation de nourrissons deux fois par semaine.

Il fut remplacé, dans la suite, par M. le docteur Lamalle,
assistant de médecine infantile à l'hôpital de Bavière.

A Huy, la consultation de nourrissons fut créée en juillet
1905.

M. le docteur G. de Geynst fait dans les termes suivants
l'historique du début de l'œuvre :

« C'est le 6 juillet 1905 qu'eut lieu la première séance.
Depuis lors, tous les jeudis, à 4 1/2 heures, les locaux de
l'école ménagère ont reçu les mères désireuses de faire
peser leurs bébés et surtout d'écouter les conseils relatifs à
l'élevage de leurs enfants.

» Jusqu'en octobre 1907, il était bien rare que nous ayons
pu encourager les mères nécessiteuses et méritantes, par

l'octroi de secours quelconques. Des personnes charitables
envoyaient bien de temps en temps des dons (layettes, cou-
vertures, etc.), mais ces ressources étaient trop modestes,
pour que leur distribution fût autre chose qu'une rare
exception. L'œuvre doit, et c'est là sa principale mission,
encourager l'allaitement maternel ; or, bien souvent, il arri-
vait que par suite d'insuffisance de nourriture substantielle
pour la mère, ou encore par suite de la nécessité pour
celle-ci de gagner sa vie, la source du lait maternel allait
se tarir : il eût été nécessaire que par des bons de lait,
d'œufs, de farines alimentaires galactogènes, de secours en
argent, nous ayions pu éloigner le plus possible le moment
où l'enfant allait être soumis à l'alimentation artificielle qui
lui est si préjudiciable dans la classe pauvre. Force nous
était donc de rester les bras croisés devant de pareilles
situations. C'est alors que nous songeâmes à la création
d'un Comité de Dames qui, par leur intervention, réussirait
à asseoir l'œuvre sur des bases plus solides, à recueillir les
fonds indispensables à sa marche, et faire en sorte que les
conseils théoriques donnés aux mères soient, quand le
besoin s'en ferait sentir, accompagnés de l'octroi judicieux
de secours.

» Nous eûmes la grande satisfaction de rencontrer dans
Mme Chainaye-Vierset la personne de cœur et de dévouement qui consentît à prendre en mains cette mission. En
quelques jours, elle eut réuni un Comité de Dames, qui,
depuis lors, a assuré la direction matérielle de l'œuvre. »

Le dernier rapport paru sur l'exercice 1911 constate que
« le succès s'affirme de plus en plus, et de par le nombre
des fréquentations et de par la valeur des résultats obtenus.»

Indépendamment des examens auxquels il a été procédé
sur 163 enfants, des bons conseils qui ont été donnés, le
Comité a pu disposer en dépenses de fr. 1,874-34. Dans
ce total, les denrées alimentaires figurent pour les sommes
suivantes :

Œufs	............................fr.	809-59
Lait	....	418-55
Viande	....	73-00
Phosphatine	....	198-00
Hygiama	....	513-95
	Fr.	1,293-09

soit les 2/3 des dépenses totales de l'année.

A Verviers, il existe deux consultations de nourrissons
créées par la « Laiterie maternelle » de Hodimont.

M. Jules Cerexhe, fondateur de celle-ci nous fournit à
leur sujet les renseignements suivants :

« A Verviers (Est), rue Sainte-Anne, n° 5, la consultation dessert la partie est de la ville (quartier populeux des
Prés-Javais) ; elle fut ouverte le 8 mars 1911 ;

Celle de Verviers (Centre), rue des Ecoles, 19, dessert
le centre de la ville ; elle a été ouverte le 24 octobre 1911.

Ces deux consultations sont installées dans des locaux
d'école prêtés par la Ville.

Indépendamment de ces deux consultations, la même
œuvre en a créé d'autres qui desservent aussi certaines
parties de la ville :

Ce sont celles de : Hodimont (Hospice civil) qui dessert, outre la commune de Hodimont, la partie ouest de la ville (quartier populeux de Gérardchamps) ouverte le 28 septembre 1901.

Heusy, Vieille-Chaussée, 37, qui dessert, outre la commune de Heusy, la partie sud de la ville (boulevards) ouverte le 3 mai 1912.

Andrimont, rue de Verviers, 14, qui dessert, outre la commune d'Andrimont, la partie nord de la ville (quartier populeux des rues de Dison, des Fabriques, etc.) ouverte le 9 mai 1912.

En plus de ces cinq consultations, la Laiterie a encore fondé deux autres consultations :

A Dison, Hospice civil, et à Dolhain, rue des Ecoles, 81.

C'est la Laiterie maternelle qui assume tous les frais d'organisation et de fonctionnement de ces consultations; elle reçoit certains subsides des communes.

Les consultations sont hebdomadaires et gratuites; tous les enfants de 0 à 2 ans y sont reçus. Ils y sont pesés et examinés par les médecins de l'œuvre qui donnent aux mères tous les conseils que comporte l'état des bébés.

Les mères reçoivent le *Journal des mères*, des brochures, des tracts ; en hiver, les plus nécessiteuses reçoivent de petits vêtements.

Chaque médecin est assisté à la consultation par trois dames assistantes.

Ces consultations réunies reçoivent, par semaine, une moyenne de 160 à 170 enfants.

A part celle de Hodimont, qui fonctionne depuis onze ans, les autres sont de création récente.

Les chiffres peuvent augmenter rapidement, dès que ces œuvres seront mieux connues et appréciées dans leurs quartiers respectifs.

Le budget global de la Laiterie maternelle (Goutte de lait et Consultations de nourrissons) était, pour 1911, de 18,000 fr. A partir de 1912, les comptes seront séparés, afin de pouvoir exactement établir ce que coûte chacune des sections de l'Œuvre. »

A *Spa,* une consultation de nourrissons a été fondée en 1909. Par suite de diverses circonstances, elle n'a pu entrer en fonctionnement régulier qu'au cours de l'année 1911.

L'Œuvre, comme toutes les œuvres semblables, comprend :

1° *La Consultation de nourrissons* qui a lieu, chaque semaine, le mardi de 2 à 4 heures, sous la direction du docteur Poskin, assisté d'une dame et d'une sage-femme. Les enfants sont pesés et examinés et les mères reçoivent les conseils de médecin.

2° *L'enquête et les visites à domicile* des dames patronnesses de l'Œuvre qui vont s'assurer de l'observance des prescriptions et distribuer ce qui est nécessaire aux mères et aux enfants (aliments, vêtements, etc.).

3° *Un comité de dames* qui s'occupent de confectionner les layettes et les vêtements destinés aux enfants des mères qui suivent la consultation hebdomadaire ; organisent des collectes à domicile et des concerts au profit de l'Œuvre.

— 45 —

La Ville de Spa a mis à la disposition de la consultation un local chauffé et le bureau de bienfaisance a bien voulu accorder la gratuité des médicaments aux mères et aux enfants de la consultation.

L'Œuvre est prospère : jusqu'à ce jour, avec des ressources modestes on a distribué pour plus de 600 francs de vêtements, de layettes et d'aliments aux enfants.

La consultation est suivie par 20 mères qui viennent très régulièrement chaque mardi. Elle est aussi suivie à d'autres heures, par des mères de famille qui font peser leurs bébés chaque semaine, et paient, pour chaque pesée, fr. 0-20 au profit des mères nécessiteuses.

Un cours de puériculture a été donné en 1910 par MM. les docteurs Poskin et Renuart et par M. le docteur Delneuville, spécialiste des organes des sens. Le Comité se propose de reprendre ce cours, et, grâce à l'appui de l'administration communale, de le faire suivre par les institutrices des écoles.

Pour pouvoir étendre cette œuvre sociale et donner des aliments (viande, œufs, etc.) aux mères qui allaitent, il faudrait des ressources plus grandes que des personnes dévouées cherchent à se procurer.

DANS LA PROVINCE

HERSTAL

On signale encore, dans la province :

L'Œuvre des nourrissons de Herstal, présidée par Mme Thyssen-Dumonceau.

AMAY

L'Œuvre des nourrissons d'Amay, dirigée par M. les docteur René Fievez, qui a publié sur l'alimentation des enfants du premier âge des travaux instructifs.

*
* *

Dans un certain nombre de localités, les consultations de nourrissons reçurent leur complément naturel.

La crèche vint se substituer à la mère, obligée, pour gagner son pain, de quitter le foyer familial; elle veilla sur l'enfant et pourvut, en partie, au moins, à son alimentation.

On attribue à M. Firmin Marbeau l'honneur d'avoir institué la première crèche à Paris, le 14 novembre 1844.

Le fondateur obtint, peu après, le prix Monthyon, pour le livre *Les Crèches* et l'œuvre elle-même eut le plus grand succès; en 1845, il y avait, à Paris, cinq crèches déjà.

Cette même année, la Société royale de philanthropie créa la crèche-mère de Bruxelles.

En 1847, notre province entra dans le mouvement; on signale, en cette année, l'ouverture d'une crèche privée à Huy.

Le 19 mars 1849, M. Abry, aidé par l'administration communale de Liége, put ouvrir une crèche dans l'ancien couvent des Récollets.

Vinrent ensuite la crèche Eugénie fondée par M. Hubert Lepage le 21 mai 1861; une autre, créée également par ce philanthrope, et ouverte en 1873.

La crèche de l'Ouest, ouverte le 9 février 1893.

La crèche Elisabeth, ouverte le 12 mai 1906.

La crèche du Centre, ouverte le 27 janvier 1907.

La crèche du Laveu, ouverte le 23 février 1912.

Une huitième crèche va être construite au quartier du Nord (rue Vivegnis).

— 47 —

Les trois premières crèches ont été administrées jusqu'en 1879, par un Comité dans lequel l'administration communale était représentée. Ses ressources consistaient en dons, collectes, souscriptions annuelles, produits de fêtes, etc. La Ville allouait un subside qui s'élevait à 2,500 francs, dans les dernières années.

En 1879, le conseil communal a décidé la reprise de ces établissements.

Des comités spéciaux s'étaient formés pour la création de la crèche de l'Ouest et de celle du Centre. Ils ont recueilli des fonds au moyen de collectes, dons, souscriptions, fêtes, etc.

La Ville a voté les crédits nécessaires pour compléter la somme qu'il y avait lieu d'affecter à la construction et à l'ameublement des bâtiments.

Quant à la crèche Elisabeth, la dépense demeura entièrement à charge de la Ville.

M. Eugène Breuer a contribué largement à la création de la crèche du Laveu, par le don d'une somme de 50,000 fr.

A chaque crèche sont attachés une directrice, un médecin-inspecteur, et un certain nombre de berceuses et de femmes de service.

Une directrice générale est placée à la tête de l'administration des crèches.

Un comité de dames patronnesses désignées par l'administration communale concourt avec celle-ci à la prospérité de ces institutions. Les dames ont pour mission de recueillir les dons et souscriptions.

Les enfants sont admis jusqu'à l'âge de 3 ans, et sans rétribution quelconque.

Les six crèches abritent 427 lits ou berceaux.

Le budget des crèches, pour 1912, atteint 126,420 francs. Ces chiffres seront probablement dépassés.

En 1910, 938 enfants sont passés par les crèches. 421 d'entre eux étaient inscrits au 1er janvier, et 517 sont entrés dans le courant de l'année. 512 étant sortis pendant l'année, la population inscrite au 31 décembre 1910 était de 426 enfants.

Bien que la population de 1910 marque un léger fléchissement sur celle de l'année précédente, les journées de présence ont été au nombre de 106,132, contre 96,462 en 1909.

La fréquentation a donc été beaucoup plus régulière. Calculée relativement au nombre des présences *possibles*, elle représente 83.7 % au lieu de 77.8 %.

Le tableau des admissions par âge montre que 90 % des enfants entrés en 1910 ont moins de deux ans lors de leur entrée, et que 9.4 % seulement ont de deux à trois ans. La même proportion, à peu de chose près, est observée pour les années précédentes.

En 1910, les dépenses de lait cru ont été de fr. 15,191-25; elles représentent donc la moitié, presque exactement, des frais d'alimentation. Aussi la Ville a-t-elle pris les mesures nécessaires pour assurer un contrôle rigoureux de la richesse et de la qualité du lait fourni par l'adjudicataire de l'entreprise. Elle a eu la satisfaction de constater qu'après

4

quelques mécomptes, elle est arrivée à obtenir un lait dont
la teneur en beurre dépasse la normale. Le prix actuel est
de 24 centimes le litre.

En 1911, 910 enfants sont passés par les six crèches communales; 426 étaient inscrits le 1er janvier 1911, et 484 sont
entrés dans le cours de l'année. 480 sont sortis au cours
de l'année, de sorte que le nombre des inscrits au 31 décembre dernier s'établit à 430; cette population marque
un fléchissement sur celle des deux années précédentes.

La fréquentation a également diminué: elle a été de
98,395 journées de présence contre 106,432 en 1910.

Cette diminution est due pour moitié à un nombre
moindre de jours d'ouverture des crèches, par suite de fer-
metures motivées par des maladies contagieuses, et pour
moitié à la fréquentation moins régulière des enfants. Le
coëfficient de fréquentation (comparaison entre le nombre
des journée de présence possible et le nombre réel) s'est
abaissé à 80.1 %, alors qu'il était de 83.7 % en 1910.

Les chiffres des dépenses de 1910 sont d'après les
comptes définitifs:

Personnel ....fr. 55,103-48

Alimentation 30,569-19

Divers (entretien des bâtiments, mobiliers, ma-
    tériels, lingerie, chauffage, éclairage, etc.) ... 31,478-74

Total......fr. 117,478-41

Une dépense moyenne par journées de présence a donc
été, en 1910 :
Pour l'alimentation   ....fr. 0-287
Pour les autres frais 0-816
                                                    ─────────

                                 Soit au total......fr. 1-103

Les tableaux suivants produisent des renseignements dé-
taillés sur la fréquentation des crèches pendant les deux
derniers exercices :

Fréquentation des Crèches en 1910.

CRÈCHES	Inscrits au 1ᵉʳ janvier 1910	Mouvement de la Population									Nombre de lits	Nombre des jours d'ouverture	Journées de présence possibles	Journées de présence effectives	Coefficient de fréquentation
		Enfants admis dans l'année 1910					TOTAL	Enfants ayant fréquenté	Sortis dans l'année	Inscrits au 31 déc 1910					
		de moins de 6 mois	de 6 à 12 mois	de 12 à 18 mois	de 18 à 21 mois	de 24 à 36 mois									
Crèche Abry	73	28	8	16	10	4	66	139	65	74	70	295	20,650	17,105	82,8 %
Crèche Eugénie	53	27	13	15	6	6	67	120	67	53	50	305	15,250	13,107	85,9 »
Crèche Lepage	50	19	14	9	8	3	53	103	52	51	52	288	14,976	12,745	85,1 »
Crèche de l'Ouest	100	48	37	24	13	10	132	232	129	103	100	305	30,500	28,601	93,7 »
Crèche Elisabeth	90	42	17	24	17	16	116	206	116	90	100	288	28,800	20,488	71,1 »
Crèche du Centre	55	25	22	15	11	10	83	138	83	55	55	302	16,600	14,086	84,8 »
Totaux	421	189 36,5%	111 21,5%	103 20 •	65 12,6%	49 9,4%	517	938	512	426	427	—	126 786	106,132	83,7%
En 1909	439	193	110	102	65	67	537	976	555	421	427	—	123,858	96,462	77,8%
En 1908	394	172	99	97	70	57	495	889	450	439	425	—	123,955	98,141	79,1 »
En 1907	316	136	116	93	55	57	457	773	379	394	(375 (425	—	117,115	84,521	72,1 »
En 1906	280	95	110	78	65	40	388	668	352	316	320	—	89,280	72,612	81,3 »

Fréquentation des Crèches en 1911.

CRÈCHES	Inscrits au 1er janvier 1911	Mouvement de la Population						Enfants ayant fréquenté	Sortis dans l'année	Inscrits au 31 déc. 1911	Nombre de lits	Nombre des jours d'ouverture	Journées de présence possibles	Journées de présence effectives	Coefficient de fréquentation
		Enfants admis dans l'année 1911					TOTAL								
		de moins de 6 mois	de 6 à 12 mois	de 12 à 18 mois	de 18 à 21 mois	de 24 à 36 mois									
Crèche Abry . .	74	22	11	5	4	4	46	120	48	72	70	294	20.580	18,105	88,9 %
Crèche Eugénie .	53	21	8	13	8	6	56	109	59	50	50	292	14,600	11,818	80,9 »
Crèche Lepage. .	51	17	13	12	12	5	59	110	57	53	52	282	14,664	10,322	70,4 »
Crèche de l'Ouest.	103	46	35	21	18	16	136	239	137	102	100	275	27,500	23,604	85,9 »
Crèche Elisabeth.	90	34	29	15	12	21	111	201	103	98	100	293	29,300	21,488	71,9 »
Crèche du Centre	55	26	13	11	13	13	76	131	76	55	55	294	16,170	13,076	82, »
Totaux. .	426	166	109	77	67	65	484	910	480	430	427	—	122,814	98,395	80,1 %.
		34,3 %	21,5 %	15,9 %	13,8 %	13,4 %									
En 1910	421	189	111	103	65	49	517	938	512	426	427	—	126,786	106,132	83,7 %.
		35,5 %	21,5 %	20 %	12,6 %	9,4 %									
En 1909	439	193	110	102	65	67	537	976	555	421	427	—	123,858	96,462	77,8 »
En 1908	394	172	99	97	70	57	495	889	450	439	425	—	123,955	98,141	79,1 »
En 1907	316	136	116	93	55	57	457	773	379	394	(375 (425	—	117,115	84,521	72,1 »
En 1906	280	95	110	78	65	40	388	668	352	316	320	—	89,280	72,612	81,3 »

*
* *

 Les comptes présentés le 25 juillet 1912 à l'assemblée générale de la crèche de Huy établissent que, sur une dépense totale effectuée au cours du dernier exercice se chiffrant par fr. 5,990-13, fr. 2,720-48 ont été consacrés à l'alimentation, qui constitue le poste le plus élevé du budget de l'Œuvre.

La location de l'immeuble et

l'assurance ont coûté fr.   910-00

Le personnel 1,608-00

L'éclairage et le chauffage   338-06

Les frais divers   413-59

25 enfants environ y sont reçus par jour, ils sont âgés de 15 jours au moins, et de 3 ans au plus.

Il est perçu une rétribution de fr. 0-15 par enfant; cette rétribution est de fr. 0-25 pour 2 enfants d'une même mère.

*
* *

A Verviers, il n'existe pas de crèches.

Depuis 1908, votre assemblée a soutenu ces œuvres si utiles, par des subventions dont voici l'importance:

Années	1908	1909	1910	1911	1912	1913	
Subsides inscrits au budget provincial	1.000	1.000	2.000	2.000	2.000	3.000 [1]	(1) Somme portée au projet de budget pour 1913
Subsides liquidés	900	1.000	1.450	2.000	1.900		

RÉPARTITION

	1908	1909	1910	1911	1912	1913	
La Consultation des nourrissons de la clinique des femmes de l'Université de Liége, représentée par M. le Dr Fraipont	—	100	150	250	250		
La Ville de Liége, pour les consultations de nourrissons établies dans ses crèches	—	175	250	500	500		
L'Œuvre des nourrissons de Huy, représentée par Mme Chainaye-Vierset . .	300	150	225	250	250		
La Consultation du Laveu, représentée par Mme Walch-Keerens	—	150	225	250	[2]		(2) Consultation reprise par la Ville de Liége
La Laiterie maternelle de Hodimont, représentée par son directeur M. Cerexhe	300	175	250	250	250		
La Consultation de nourrissons de la polyclinique de Liége, représentée par M. le Dr P. de Sagher	300	250	350	350	350		
Fédération provinciale des Œuvres de Puériculture à Liége (Secr. gl du bur. prov. M. le Dr de Geynst à Huy.) . .	—	—	—	150	[3]		(3) N'a pas adressé de demande pour 1912.
	900	1.000	1.450	2.000			
L'Œuvre des nourrissons de Herstal, représentée par sa présid. Mme Thyssen-Dumonceau					100		
L'Œuvre des nourrissons à Amay, médecin-directeur M. René Fiévez . . .					100		
L'Œuvre des Petits Enfants à Spa. Secrétaire Mlle Jane Sougné. avenue du Marteau, 11, à Spa					100		
					1.900		

Dans certaines communes, et pour certaines écoles, l'alimentation des enfants au milieu du jour a été organisée.

A Liége, depuis de longues années, la soupe est servie au repas de midi, aux frais de la Ville, à tous les enfants des écoles gardiennes, qui séjournent dans ces établissements, entre les classes du matin et celles de l'après-midi.

La création de l'Œuvre de la soupe scolaire en faveur des écoles primaires communales date de 1901.

Le conseil communal n'ayant pas admis une proposition qui lui était faite d'organiser des cantines scolaires et de distribuer gratuitement la soupe aux élèves de ces établissements, l'initiative privée intervint, et un Comité se constitua dans le but de poursuivre la réalisation de cette idée.

Ce Comité mit, la même année, à la disposition de la Ville, une somme de dix mille francs destinée à étendre aux élèves de la première année d'études des écoles primaires le service de la soupe scolaire, tel qu'il existait (aux frais exclusifs de l'administration) dans les jardins d'enfants.

Le conseil communal, en acceptant cette offre, a décidé que l'organisation du service serait assurée directement par la Ville, dans la limite des fonds mis à sa disposition.

La soupe est préparée à la cuisine centrale des jardins d'enfants, dont les installations ont été renforcées en conséquence. La Ville a dû acquérir aussi du matériel supplémentaire : bols, cuillers, cruches, etc.

A l'origine, la soupe était distribuée aux enfants de la première année d'études, mais depuis 1905-1906, la Ville intervient dans les dépenses à concurrence de 7,000 fr. annuellement, et la distribution a été étendue aux enfants des 2e et 3e années et même, dans une certaine limite, à ceux des divisions supérieures.

Le repas se compose uniquement d'une portion de soupe d'un demi-litre environ par élève.

Seuls, les élèves fréquentant les écoles primaires communales de filles et de garçons, qui appartiennent à la classe nécessiteuse, peuvent être admis à la distribution.

La surveillance du repas, qui est généralement pris dans les réfectoires des écoles gardiennes, et celle des élèves qui séjournent à l'heure de midi dans les établissements primaires, est assurée par des candidates institutrices frœbéliennes, lesquelles reçoivent, de ce chef, une indemnité mensuelle de 20 francs.

La mission du Comité de l'œuvre est plus spécialement de recueillir, à l'aide de dons, souscriptions, organisations de fêtes, etc., les fonds nécessaires à couvrir la part des dépenses au delà de 7,000 fr., imputés annuellement sur le budget communal.

Voici, pour l'année 1910, quelques renseignements statistiques :

LIBELLÉS	Janvier	Février	Mars	Octobre	Novembre	Décembre	TOTAUX
STATISTIQUE							
Nombre de jours de distribution	21	19	14	21	19	16	110
Nombre de litres de soupe . .	28.595	24.890	16 404	33.101	30.997	24.836	158.823
Nombre de portions	53.004	46.778	29.330	66.003	61.902	47 280	304.297
Nombre moyen des élèves . .	2.524	2.462	2.095	3.143	3.258	2.955	—
COMPTABILITÉ							
Denrées alimentaires	2.572,13	1.104.57	1.012.39	2.664,40	2.111,19	1.566,90	11.031,58
Matériel	33,40	—	26,50	547,35	124,30	6,15	737,70
Frais de transport	195,75	166,25	122,50	252,75	226,25	203,00	1.166,50
Frais de surveillance	760,00	760,00	760,00	760,00	780,00	798,00	4.618,00
Frais de service	306,16	298,76	277,30	356,61	366,96	355,51	1.961,30
Indemnité à l'économe . . .	—	—	—	—	—	150,00	150,00
Totaux . .	3.867,44	2.329,58	2 198,69	4.580,90	3.608.91	3.079,56	19 665,08

A Huy, la soupe scolaire est fournie gratuitement aux enfants des écoles gardiennes par les Hospices civils.

A Verviers, aucune somme ne figure au budget communal pour les soupes scolaires.

*
* *

Un certain nombre de communes de la province distribuent des aliments aux élèves des écoles primaires communales.

Vous avez, Messieurs, encouragé ces distributions par des interventions financières dont voici le relevé :

	Dépenses occasionnées	Subsides accordés	TOTAUX ANNUELS
1896			
Attenhoven.	821	250	250
1897			
Attenhoven.	1,050	450	
Vierset-Barse		28	478
1898			
Attenhoven	1,080	480	
Grivegnée	6,941	2,313	3,043
Herstal	750	250	
A reporter. . .			3,771

Report . . .			3,771
1899			
Herstal	600	200	
Grivegnée	6,000	2,500	3,180
Attenhoven	1,116	480	
1900			
Grivegnée	2,252	750	
Herstal	1,000	250	1,530
Attenhoven	1,060	530	
1901			
Attenhoven	667	95	
Chênée	90	40	
Grivegnée	945	234	539
Herstal	300	140	
Vierset-Barse	71	30	
1902			
Chênée	96	38	
Grivegnée	806	322	454
Stavelot	160	64	
Vierset-Barse	74	30	
A reporter . . .			9,474

Report. . .			9,474
1903			
Chênée	95	42	
Grivegnée	663	298	367
Vierset-Barse	60	27	
1904			
Chênée	95	48	
Grivegnée	815	407	455
1905			
Chênée	90	40	
Grivegnée	693	305	392
Stavelot	107	47	
1906			
Chênée	88	33	
Grivegnée	2,665	1,150	1,258
Stavelot	202	75	
A reporter. . .			11 946

Report. . .			11,946
1907			
Grivegnée	4,115	1,520	
Vierset-Barse	75	28	1,622
Stavelot	200	74	
1908			
Chênée . . . . , . . .	91	23	
Grivegnée	2,793	726	
Herstal	525	136	941
Stavelot	156	40	
Vierset-Barse	67	16	
1909			
Chênée	82	21	
Grivegnée	1,946	545	
Herstal	400	104	
Stavelot	246	74	815
Vierset-Barse	88	23	
Wegnez	186	48	
A reporter. . . .			15,324

Report . . .			15,324
1910			
Chênée	91	18	
Grivegnée	2.394	399	
Herstal	425	85	
Stavelot	338	42	573
Tilff	113	19	
Vierset-Barse	74	10	
1911			
Grivegnée	2,955	985	
Herstal	425	106	
Stavelot	662	83	
Tilff	124	20	1,224
Wegnez	130	22	
Vierset-Barse	57	8	
Montant total des subsides.			17,121

*
* *

Sous la date du 10 mars 1909, la Chambre des représentants fut saisie par MM. Destrée, Emile Vandervelde, P. Van Langendonck, L. Bertrand, et E. Anseele, d'un projet de loi obligeant les communes à établir des réfectoires scolaires, chaque fois que les pères de famille dont les enfants représenteront au moins 25 % de la population de l'école, le réclameront.

Le réfectoire scolaire distribuerait un repas complet représentant une ration alimentaire normale.

Le projet admettait les institutions ou personnes privées, qui organiseraient des réfectoires scolaires, à défaut des communes, ou concurremment avec elles ; à recevoir des dons de particuliers ou des subsides des institutions de bienfaisance. Elles auraient droit à un subside de l'Etat de 50 % de leurs dépenses nettes, à condition de publier leur comptabilité et de l'ouvrir au contrôle de l'Etat.

Sous forme d'annexe au projet, M. Destrée publia un dialogue tenu le 9 février 1908 à l'Université populaire de Marcinelles, entre lui-même et M. Lemoine, directeur de cette institution.

M. Destrée déclare d'abord qu'il veut examiner le problème « selon la méthode objective et tolérante, oubliant qu'il existe des partis politiques en Belgique. » Il rappelle que, depuis longtemps, les soupes scolaires existent « dans certaines écoles de sœurs ou de frères de la doctrine chrétienne » et que « les premiers éducateurs catholiques qui se sont voués à l'enseignement populaire ont compris la nécessité de donner aux enfants pauvres, avec la nourriture spirituelle la nourriture du corps ».

Le dialogue entre ensuite au vif de la question des réfectoires scolaires qu'il expose méthodiquement sous ses différents aspects. C'est une monographie intéressante que liront
avec fruit ceux qui veulent se documenter sur ce sujet.

Je recueille particulièrement ces lignes qui vantent le
rôle de l'alimentation dans le succès des études de l'enfant.

«L.— Les industriels savent combien telle ou telle quantité
de houille, dont ils alimentent leurs foyers, peut fournir
de calories, et, par conséquent, de travail mécanique, en
tenant compte évidemment de certaines conditions. Il en
est de même pour nos aliments. Eux aussi sont plus ou
moins riches en calories, qui fourniront à l'enfant les
énergies nécessaires pour travailler à l'école.

» D. — L'effort intellectuel de l'enfant, réclame-t-il donc
autant d'énergie?

» L. — Entre le littérateur, le savant, l'artiste, créant
leurs œuvres, et les modestes travaux de l'école primaire,
il n'y a qu'une différence de degré.

» L'instituteur exerce constamment les sens des enfants,
puisque c'est par ces sens que la connaissance doit pénétrer dans le cerveau, enrichir les mémoires, créer des
associations et meubler l'imagination.

» Aux cinq sens traditionnels, il faut ajouter le sens musculaire, le plus important, à mon avis; lorsqu'il est mis
en œuvre, il résume toutes les activités de la perfection.

» Or, toute perception est du mouvement; un influx
nerveux va de l'objet vers le cerveau, par une action
centripète; les cellules de l'écorce cérébrale s'ébranlent

et souvent, comme dans la lecture, l'écriture, le dessin, le travail manuel, une action centrifuge s'ensuit.

» Tout cela, c'est du mouvement, du travail donc, qui a dû naître d'une source d'énergie : « Rien ne se crée, rien ne se perd ».

» D. — Ainsi, à l'école, tous les petits cerveaux sont occupés. La classe silencieuse est un atelier en travail incessant.

» L. — Oui, et ce silence provient de l'attention spontanée que l'éducation mue en habitude, en attention volontaire.

» Sans elle, pas d'enseignement possible.

» — Attention, dit le maître, en commençant sa leçon.

» Et cette injonction revient souvent sur ses lèvres.

» L'attention est l'arrêt du défilé perpétuel de nos idées, au profit d'une idée maîtresse qui est, pour qui nous lit, la démonstration à laquelle le lecteur veut bien s'intéresser.

» Chez l'enfant attentif, le corps entier converge vers son objet : les yeux, les oreilles fonctionnent avec intensité ; le sang afflue au cerveau, sous la contraction des nerfs vaso-moteurs ; le rythme de la respiration se ralentit ; des mouvements se produisent, tels que la contraction du front, de l'œil et des sourcils.

» C'est un arrêt, une inhibition, disent les physiologistes, inhibition maintenue par intérêt, par des états affectifs : crainte, récompense, émotion, amour-propre, sentiment du devoir, et combattue par la fatigue, qui se révèle par des mouvements de plus en plus fréquents de l'auditoire.

» L'attention est donc un effort constant qui déprime à la longue et qui demande une dépense d'énergie.

» D. — Et, par conséquent, l'enfant mal nourri est incapable d'attention, parce qu'il n'a pas su trouver dans des aliments suffisants, les énergies chimiques, thermiques et mécaniques, qui sont les sources de son activité intellectuelle à l'école.

» L. — C'est bien cela! De même l'enfant qui a des polypes, des végétations adénoïdes est incapable d'attention soutenue, parce qu'il est gêné pour respirer.

» L'instituteur ne doit pas punir de son inattention un enfant qu'il faut soigner et guérir. M. Van Biervliet, le réputé professeur de l'Université de Gand, dont les travaux de psychologie expérimentale sont célèbres, nous écrivait :

« J'approuve de toute façon l'idée de donner une meilleure alimentation aux enfants nécessiteux fréquentant vos écoles.

» Il tombe sous le sens qu'un travail quelconque exige une nourriture convenable et appropriée aux efforts demandés.

» Pour le travail intellectuel, il a été expérimentalement démontré que son rendement dépend directement de la circulation du cerveau.

» L'attention, notamment, — et c'est sur elle en somme que s'appuie toute éducation — est intimement liée à l'abondance et à la richesse du sang qui traverse les centres nerveux.

» Exiger l'application, indispensable d'ailleurs, de la part d'enfants anémiques, est une cruauté inutile.

» J'applaudirai toujours de tout cœur, aux tentatives généreuses comme celles que vous préconisez. »

» M. Van Biervliet, dans ses belles études, a démontré que les mémoires sont aussi des mouvements résultant d'énergies qui doivent trouver leur source dans une nourriture abondante et riche.

» Il faut donc que l'enfant qu'on veut éduquer soit suffisamment pourvu d'aliments substantiels, appropriés à son âge et à son tempérament.

» Chez les écoliers bien nourris, dont le cerveau est amplement arrosé d'un sang généreux, l'attention est aisée et le travail scolaire bien dirigé est fructueux; pour les autres, la leçon est pénible, les progrès lents : ils traînent de classe en classe, et plus de 80 %, ne terminent pas leurs études élémentaires. A Saint-Gilles même, M. Morichar a déclaré que 6 %, des enfants seulement vont jusqu'à la fin de l'école primaire.

» Le peu que ces déshérités ont retenu, ils l'oublient vite; leur cerveau fonctionnait si mal, dans l'atmosphère confinée de l'école. »

*
* *

Les institutions qui s'occupent de l'alimentation des adultes sont très variées, mais il est difficile pour la plupart d'entre elles, de distinguer ce qui est donné en aliments proprement dits des secours en argent en vêtements, etc.

Au nombre des œuvres de bienfaisance, les unes sont purement charitables, d'autres revêtent une note sociale et morale, le plus souvent ces divers caractères se touchent et se confondent au point qu'il serait impossible de les départager en des catégories spéciales.

Certaines relèvent uniquement de la charité privée et ne rendent pas de compte ; d'autres, issues de l'initiative privée, obtiennent des subventions des pouvoirs publics.

Parmi ces dernières, l'œuvre des Chauffoirs publics et de la Bouchée de pain, de Liége, affecte aux distributions d'aliments des sommes très importantes :

LES CHAUFFOIRS
PUBLICS ET LA
BOUCHÉE DE PAIN

De fr. 634-53 qu'elle consacrait en 1895 à des secours de cette catégorie, la dépense s'était élevée à fr. 8,021-18 en 1903, et en 1909 à fr. 9,327-50.

Depuis 1895, les chauffoirs et la Bouchée de pain de Liége sont inscrits à votre budget pour une allocation de 500 fr., de même que, depuis 1899, vous votez chaque année 300 fr. pour la Bouchée de pain de Verviers.

L'ŒUVRE DES
CONVALESCENTS

Accordons aussi une mention spéciale, en raison de l'heure opportune à laquelle se produit son intervention alimentaire, à l'« Œuvre des Convalescents » qui procure aux malades sortant des hôpitaux, le réconfort substantiel indispensable pour pouvoir achever l'œuvre de guérison entreprise.

Le mécanisme de la Société est ainsi définie par son secrétaire :

« Lorsqu'un malade hospitalisé entre dans la période de convalescence, l'administration de nos hôpitaux se voit le plus souvent dans la nécessité de le renvoyer bientôt dans sa famille, dans le but d'installer un nouveau malade dans le lit que vient de quitter son prédécesseur.

— 69 —

» Inutile de décrire la situation effrayante dans laquelle se trouve le malheureux père, ainsi renvoyé à sa famille à peine convalescent. Etant l'unique gagne-pain, son chômage forcé a jeté les siens dans la misère.

» C'est dans ces circonstances que notre Œuvre répand le plus activement ses bienfaits. Le convalescent jugé digne de secours par le docteur, chef de service, assistant, ou par le chef de clinique, est prié de se présenter au local des distributions aux jours et heures fixés.

» Le président décide de l'importance des secours à donner et l'on remet au convalescent des bons de viande, d'œufs, de lait, parfois de vin ou de pension complète, quand le convalescent est sans domicile. La durée des secours est en tout cas d'au moins huit jours ; le plus souvent elle est de quinze jours, de trois semaines et plus suivant les constatations faites ultérieurement par les visites à domicile.

» Ainsi, grâce à notre intervention, le convalescent reçoit une nourriture saine et substantielle et peut attendre dans le repos que les forces et la santé reviennent graduellement. »

Les chiffres ci-après indiquent la vitalité croissante de cette œuvre bienfaisante.

ANNÉES	RECETTES	DÉPENSES	Convalescents	VIANDE Kilos	ŒUFS Pièces	LAIT Litres	PENSION Jours
1891	4.203,18	1.799,33	70	753	1.506	224	3
1892	3.118,34	2.763,30	183	854	4.368	289	34
1893	9.363,80	7.558,80	335	1.242	6.279	531	41
1894	13.682,19	9.000,95	601	1.910	12.641	767	52
1895	10.825,20	6.872,95	788	2.342	16.699	1.223	55
1896	8.337,15	6.805,70	1.126	2.102	18.241	2.007	92
1897	8.428,85	4.837,25	979	1.485	12.488	1.985	120
1898	8.716,32	8.721,41	1.238	2.218	17.259	2.608	96
1899	12.028,84	11.935,08	1.232	2.504	22.314	1.782	131
1900	8.925,91	11.782,43	1.278	3.401	24.900	2.694	42
1901	7.839,48	9.574,01	1.662	2.276	34.235	6.483	108
1902	7.876,31	10.531,42	1.873	3.436	40.668	6.393	336
1903	12.389,77	8.651,82	1.561	2.288	36.771	6.062	102
1904	17.713,74	14.875,11	1.540	2.370	35.041	3.973	90
1905	12.874,25	10.465,45	1.136	1.614	29.682	4.509	85
1906	21.964,81	20.256,38	1.642	3.350	42.926	7.840	46
1907	14.386,98	17.893,57	1.486	2.519	45.021	7.758	145
1908	17.619,12	18.842,18	1.260	2.474	42.507	8.319	180
1909	14.856,84	14.819,34	804	1.831	34 118	7.612	36
1910	11.361,06	13.516,04	792	2.108	31.235	7.311	92
1911	11.785,88	12.496,45	884	2.430	30.914	7.891	164
21 ans	Fr. 238.297,92	Fr. 223.998,97	22.470	45.507	539.753	88.261	2.050

L'Œuvre des convalescents a bénéficié chaque année, depuis 1908, d'un subside provincial de cinq cents francs.

Des institutions qui ont pour but l'alimentation populaire, l'une des plus connues est assurément « le Restaurant populaire ».

Celui-ci fait souvent l'objet d'une entreprise commerciale, mais malgré le lucre qui le marque, il rend cependant aux classes laborieuses de très grands services.

Nul ne peut nier que les fondateurs de ces institutions, tout en réalisant de sérieux profits pour eux-mêmes, aient fourni à des milliers de travailleurs, d'artisans, de petites gens de toute catégorie, une alimentation saine, proprement servie, à prix réduit, et comme tels, les fourneaux économiques ont leur place marquée dans le développement de nos villes et de nos bourgades industrielles.

Mais parfois l'idée inspiratrice de ces restaurants populaires jaillit d'une haute conception morale : tels, par exemple, les restaurants pour femmes isolées, établissements qui ont pour but de fournir aux ouvrières, aux employées, aux jeunes filles retenues par leurs occupations loin de leur foyer, un asile moral, une maison, où elles puissent se restaurer à peu de frais, à l'abri des dangers de la grande ville.

Laissant de côté les associations très bienfaisantes qui cherchent à protéger les jeunes filles à leur arrivée en ville, de leur offrir le logis, et de les placer, je veux retenir en ce moment votre attention sur cette œuvre de l'alimentation pour femmes isolées.

Aux Etats-Unis, en Allemagne, en France, en Angleterre, en Italie, en Autriche, en Suède, en Danemarck, en Suisse, il existe bon nombre d'associations de ce genre.

Le restaurant pour isolées n'est pas une œuvre de bienfaisance proprement dite ; elle s'adresse aux femmes « qui répugnent, en principe, à accepter l'assistance pure et simple », selon le mot de Georges Risler, « elles peuvent payer quelque chose, mais proportionnellement à leurs ressources ».

Pour étudier ces institutions avec leurs caractères propres, leurs tendances et leur organisation spéciale, il faudrait y consacrer une monographie très étendue déjà. Je me bornerai à en signaler quelques-unes que je choisis de-ci de-là sur divers points de l'Europe.

L'une des premières initiatives de ce genre fut, je pense, « l'Union chrétienne des ateliers de femmes » qui, en 1891, sur l'inspiration du père du Lac, constitua un groupement de trois œuvres filiales :

Le Syndicat de l'aiguille ;

Une maison de famille pour les ouvrières isolées ;

et le Restaurant pour femmes seules.

A Paris, dès 1892, des restaurants pour isolées furent créés places du Marché, Saint-Honoré, et rue Jean-Jacques Rousseau.

Des statistiques établissent que les très pauvres y dépensaient par repas : 15 centimes, 5 centimes de pain et 10 centimes de fromage.

Les pauvres, 60 centimes : 5 centimes de pain, 15 centimes de vin, 40 centimes pour deux plats.

Les plus aisées dépensaient 80 centimes : 5 centimes de pain, 15 centimes de vin, 40 centimes pour le plat de viande et légumes, dessert, 10 centimes, petit noir, 10 centimes.

En 8 ans, il fut servi près d'un million de repas ; au cours d'une année, les matières alimentaires achetées avaient coûté fr. 31,975-35 ; elles avaient été revendues fr. 43,588-05 ; elles laissaient une différence de fr. 11,612-70 qui a presque couvert les fr. 11,824-60 de frais généraux.

Une « Maison de famille pour jeune filles isolées » fut créée, 101, rue de Lille, au boulevard Saint-Germain, à Paris, par la baronne de Bully. La maison reçoit 90 jeunes filles avec une pension mensuelle de 60 à 75 francs.

En 1910, la maison avait pour pensionnaires :

26 télégraphistes ;

20 comptables et employées ;

 5 employées de banque ;

15 sténographes ;

15 couturières ;

 6 modistes.

On y accepte, à raison de fr. 0-75 par repas, les personnes n'habitant pas la maison.

Les veillées des ateliers pour les unes, des bureaux pour les autres, rendent difficiles l'alimentation du soir ; aussi la Maison de famille tient-elle leur repas chaud, même si elles ne pouvaient les prendre qu'après 10 heures du soir.

Après M. Jules Claretie, qui fit un charmant éloge de la Maison de famille, ce fut M. Marcel Prévost qui la nommait une maison de liberté, et « s'émerveillait, dit M. Frédéric Charpin, de l'esprit de tolérance qui règne dans cette œuvre, où nulle différence n'est faite entre catholiques, protestants, israélites, où ne sévit ni la guerre de religion ni la guerre d'irreligion. »

A Genève, le « Foyer du travail féminin » société anonyme fondée le 1er mai 1902, a constitué deux restaurants. Ils s'adressent à toutes les femmes, ouvrières ou autres, obligées de prendre leurs repas en dehors de la maison.

Le capital est formé d'actions de 10 fr. payables en trois fois, ce qui amène bon nombre des bénéficiaires de la société à en être aussi les actionnaires. Les établissements de Genève ont servi, en 1910, 92,297 repas pour fr. 67,464-25.

La comptabilité s'établit comme suit :

Pour un franc de recettes :

69 1/2 centimes pour prix des denrées ;

6 1/2 centimes pour le loyer ;

13 1/2 centimes pour le service ;

3 1/2 centimes pour le combustible et l'éclairage ;

45 1/2 centimes pour blanchissage et entretien, frais de bureaux et divers.

Il reste 1 1/2 centimes, pour les bénéfices qui ont permis, en 1910, de répartir 2 % d'intérêts au capital engagé.

Dans le nord de l'Europe, à Copenhague, je mentionnerai la « Cuisine des femmes ». Elle est établie au centre de la ville, ouverte de sept heures du matin à neuf heures

du soir; recrutant sa clientèle parmi les femmes occupées
dans les bureaux et les magasins, elle leur offre des déjeu-
ners variant de fr. 0-30 à fr. 0-90, des dîners de deux plats
à fr. 0-75.

A côté du restaurant, se trouve une salle de lecture fréquentée par 900 à 1000 personnes, chaque jour.

 Une œuvre de l'espèce existe à Bruxelles; une autre
est depuis quelques mois ouverte à Liége, au centre de la
ville, et je souhaite que les fondateurs, Mme Grisard
del Marmol, Mlle la baronne M.-A. de Moffarts, Mlle Chaudoir, et leurs collaboratrices, recueillent tout le succès que
mérite leur entreprise hautement utile.

Mlle Chaudoir a eu l'amabilité de me fournir quelques
indications sur l'œuvre à la quelle elle se dévoue :

« Nous avons ouvert, dit-elle, notre Maison syndicale le
15 février 1911 et nous étions loin alors d'espérer les résultats heureux obtenus depuis.

» Notre but était d'offrir à quelques jeunes filles recom-
mandées et à nos premières syndiquées trop éloignées de
chez elles pour y retourner prendre leurs repas, un abri
sûr pour les heures où elles ne sont pas retenues à l'atelier.
Nous leur avons d'abord servi la soupe et le café, puis, à
leur demande, nous avons ajouté les pommes de terre. Se
trouvant bien chez nous, elles ont amené des amies, des
compagnes d'atelier. Bref, sans aucune réclame, leur
nombre s'est accru si considérablement que notre local est
devenu trop petit. Nous avons dû agrandir.

» Pendant notre première année, nous avons servi environ 22.000 repas, chiffre que nous dépasserons certainement
cette année, puisque déjà, nous pouvons en compter plus

de 19,000 ; le nombre serait plus grand encore, mais nous
sommes limitées par le manque de place. Nos clientes se
recrutent spécialement parmi les ouvrières au vêtement et
métiers connexes. La plupart viennent des premiers ateliers.

» Nous avons également des ouvrières d'autres métiers :
cigarières, blanchisseuses, mais pas d'ouvrières d'usine. Il
y a aussi quelques employées et demoiselles de magasin.
Elles se groupent par table suivant leur sympathie et con-
servent habituellement la place choisie.

» L'accès du local, pour les syndiquées, est de 7 heures du
matin à 9 heures du soir, si nécessité il y a.

» Pour les repas, les ouvrières y viennent de 11 1/2 à
3 heures. Au besoin, nous les recevons le dimanche.

» La grande affluence est entre midi 1/4 et 1 1/4 heure.
Leur nombre varie suivant la faible ou la forte saison
entre 75 et 150 (chiffres moyens). Pendant les jours de
presse, nous avons été obligées de demander à quelques-
unes d'attendre que les premières aient fini, pour prendre
leurs places, mais c'est peu pratique, parce qu'elles doivent
être rentrées à l'atelier avant 1 1/2 heure.

La portion de fromage coûte ....fr. 0-05
La portion de pommes de terre(moutarde comprise) 0-10
La tasse de café au lait 0-05
La tasse de lait 0-06
Le verre de bière 0-05
La bouteille de soda 0-06
Les sardines (la boîte) 0-24
Les rollmops (la pièce) .... 0-10 ou 0-14
Les piccallili (le petit flacon) 0-05

» Nous cuisons sans frais la viande et les œufs qu'elles apportent. Elles ont leurs tartines et quelques petites provisions de chez elles : fromage, charcuterie, fruits, ce qui fait que leur dépense moyenne chez nous est de 10 à 15 centimes. Quelques-unes ne dépassent jamais 5 centimes.

» Le réfectoire s'alimente de lui-même, c'est-à-dire que le prix des consommations couvre l'achat des denrées alimentaires, mais les frais généraux, tels que loyer, entretien de la maison, chauffage et éclairage, ainsi que le service, sont à la charge de la bienfaisance privée.

» Outre le personnel salarié, huit jeunes filles du monde se relayent et assument le service entre midi et 1 1/2 heure.

» Notre rêve serait d'avoir une succursale Outre-Meuse, mais l'argent et les personnes dévouées manquent. »

Je signale enfin dans un ordre d'idées différent que, à Paris et à Lyon, il existe des restaurants gratuits pour les mères indigentes qui nourrissent elles-mêmes leurs enfants.

*
* *

M. W.-H. Tolman, dans son récent ouvrage *l'Œuvre de l'Ingénieur social* décrit les tentatives intéressantes faites aux Etats-Unis, par diverses compagnies pour créer, à l'usage de leur personnel, des restaurants, ou salles à manger, lesquels, dit-il, forment « un chapitre important de l'hygiène industriel » ; il signale le succès de certaines de ces initiatives, l'échec subi par d'autres.

Cet échec est attribuable à ce que parfois, selon lui, les patrons avaient méconnu « que l'amélioration individuelle » doit être une œuvre de coopération entre les employeurs » et les salariés, et non une œuvre patronale », et aussi à ce

que « cela ne correspondait pas à des besoins exprimés par
» les ouvriers. » Il aurait fallu prendre ceux-ci, tels qu'ils
» étaient et non essayer de les transformer tout d'un coup. »

Les difficultés et les préventions que rencontre le réfectoire patronal, ne sont point réservées aux Etats-Unis, et
c'est à ces causes, sans doute, qu'il faut imputer le petit
nombre de ces institutions.

Je ne puis, en ce qui me concerne, que le regretter vivement, car je considère comme particulièrement bienfaisant
l'acte de philanthropie patronale qui offre à l'ouvrier le
moyen de se restaurer au cours de son travail, de façon
substantielle et économique.

Le baron de Broqueville, Ministre des chemins de fer,
postes et télégraphes, a pris récemment une initiative de ce
genre ; il a ouvert pour son personnel une cantine à Anvers,
et une autre à Arlon.

L'honorable chef du Cabinet a eu la courtoisie de m'au-
toriser à fournir sur ces créations nouvelles des indications
très précises qui méritent le plus haut intérêt.

A Arlon, comme à Anvers, les deux cantines sont situées
dans le bâtiment à usages divers des installations du service
de la traction et du matériel.

Le personnel roulant (machinistes, chauffeurs, serre-
freins, chefs-gardes, gardes et transbordeurs) allant au dor-
toir ou aux bains peut ainsi se restaurer après terminaison
et avant reprise de service : il n'a aucun parcours pédestre
supplémentaire à effectuer.

On peut donc considérer que les deux cantines occupent
une situation centrale entre les installations de la traction
et celles de l'exploitation.

Les réfectoires ont les dimensions suivantes :

à *Anvers-Nord*. — Cuisine : 6 m. 40 × 2 m. 89 ;

à *Arlon*. —   »   5 m. 75 × 5 m. 25.

à *Anvers-Nord*. — Salle à manger : 5 m. 20 × 10 m. 15,

à *Arlon*. —   »   5 m. 75 × 5 m. 25.

à *Anvers-Nord*. — Office : 5 m. 00 × 6 m. 20 ;

à *Arlon*. —   »   3 m. 00 × 3 m. 50.

à *Anvers-Nord*. — Caves à provisions : 2 m. 62 × 1 m. 87 ;

à *Arlon*. —   »   2 m. 65 × 2 m. 92

et

5 m. 00 × 3 m. 75.

Ils sont ouverts de 0 h. à 24 heures ; c'est-à-dire sans interruption le jour et la nuit.

Sont admis dans les réfectoires :

a) En ordre principal, le personnel roulant qui découche ;

b) Le personnel roulant de réserve, et assimilé ;

c) Le personnel sédentaire marié habitant trop loin pour prendre ses repas à domicile ;

d) Le personnel sédentaire célibataire.

L'administration débite :

a) des dîners complets.

Ils comportent toujours :

1° un potage à base de viande variant journellement, soit 70 centilitres ....prix 10 centimes ;

2° 125 à 150 grammes de viande (bouilli, hochepot, beefsteck, carbonnades, saucisses, cotelettes de porc, roast-beef, boulettes, blanquette de veau, rôti de porc, poisson) ....prix 25 centimes ;

3° pommes de terre à discrétion ....prix 5 centimes;

4° légumes de saison ....prix 5 centimes.

Je cite quelques exemples de menus:

Cantine d'Anvers-Nord.

Soupe aux pois	70 centilitres fr.	0-10
Pommes de terre frites	500 grammes ...	0-10
Beefsteck	125 grammes ...	0-25
		0-45
Petit pain de	160 grammes ...	0-05
		0-50

Soupe aux haricots	75 centilitres fr.	0-10
Pommes de terre nature	400 grammes ...	0-05
Carbonnade flamande	150 grammes ...	0-25
		0-40

Bouillon	70 centilitres fr.	0-05
Pommes de terre nature	250 grammes ...	0-02
Carottes étuvées au lard	150 grammes ...	0-13
Bouilli	125 grammes ...	0-20
		0-40

Soupe à l'oseille	70 centilitres fr.	0.10
Pommes de ter^re sauce aux oignons	350 grammes ...	0-05
Boulettes	175 grammes ...	0-25
		0-40

Soupe verte ....   70 centilitres fr.   0-10
Pommes de terre nature ....   400 grammes ...   0-05
Blanquette de veau ....:   150 grammes ...   0-25

                                                        0-40

Depuis le 1er juin, à ces menus anciens, on a ajouté les menus suivants :

Soupe verte (avec légumes nouveaux : petits pois, asperges,
  salades, céleris ....   70 centilitres fr.   0-10
Pommes de terres nouvelles rôties
  dans le beurre ....   300 grammes ...   0-10
Côtelette de porc rôtie ....   125 grammes ...   0-25

                                                        0-45

Soupe printanière (petits pois,
  asperges, cerfeuil, poireaux)..   70 centilitres fr.   0-10
Pommes de terre nouvelles, sauce
  au beurre et au persil ....   300 grammes ...   0-10
Fricassée de veau ....   125 grammes ...   0-25

                                                        0-45

Soupe aux tomates (nouvelles) et
  aux carottes (nouvelles) ......   70 centilitres fr.   0-10
Pommes de terre nouvelles nature   400 grammes ...   0-10
Choux-fleurs, sauce au lait et au
  beurre ....   130 grammes ...   0-05
Roastbeef ....   125 grammes ...   0-25

                                                        0-50

Bouillon « Oxo » .... 70 centilitres fr. 0-10
Pommes de terre nouvelles cuites
    au beurre .... 300 grammes ... 0-10
Petits pois à l'étuvée .... 120 grammes ... 0-05
Grillade de porc .... 125 grammes ... 0-25
                                                        ‾‾‾‾
                                                        0-50

On exécute toutes les combinaisons possibles entre ces
divers menus de manière à atteindre une variété complète.

Cantine d'Arlon.

Potage aux carottes ....fr. 0-10
Carbonnade flamande, Salade aux horicots 0-30
Pommes nature 0-05
Petit pain 0-05
                                Dîner complet......fr. 0-50
                                                   ‾‾‾‾

Potage aux choux ....fr. 0-10
Rôti de porc et Céléris 0-30
Pommes nature 0-05
Petit pain 0-05
                                Dîner complet......fr. 0-50
                                                   ‾‾‾‾

Potage aux céléris ....fr. 0-10
Fricadelles Haricots «Princesse» 0-30
Pommes nature 0-05
Petit pain 0-05
                                Dîner complet......fr. 0-50

Potage aux carottes ....fr. 0-10

Tomates farcies 0-30

Pommes nature 0-05

Petit pain 0-05

Diner complet......fr. 0-50

Remarque.   Le potage se paie 5 centimes les mardi, mercredi et jeudi et 10 centimes les autres jours. Cette mesure a été prise pour rapprocher autant que possible le prix de vente du prix de revient lequel est de 7 centimes en moyenne par portion.

Voici pour la Cantine d'Anvers-Nord, le tarif des consommations.

Petit pain, 160 grammes, farine 00 ....fr. 0-05

Beurre de Hollande, la portion de 14 grammes 0-05

Fromage de Hollande, de Gouda ou d'Edam, la portion de 60 grammes 0-10

Sardines à l'huile, la portion 0-10

Œufs, crus, à la coque, ou cuits durs 0-10

Omelette au beurre (deux œufs) 0-25

Omelette au lard (2 œufs) 0-40

Omelette au jambon (2 œufs) 0-50

Beefsteck 250 grammes 0-40

Soupe du jour, le litre 0-10

Bouillon « Oxo », le litre 0-10

Desserts. — Fruits (oranges, cerises, prunes poires,
etc., suivant la saison), la portion ...   0-05

Bonbons genre anglais (petit beurre,
Bruxelles Kermesse, Van Dyck, spé-
culoos, pain d'amande, pain à la
grecque), la portion   0-05

Café ordinaire, le 1/2 litre avec sucre   0-05

Café fort, le 1/4 litre avec sucre   0-05

Bière de table, la grande bouteille (76 centilitres)...   0-10

Bière de table, la petite bouteille (38 centilitres)   0-05

Bière Bock, la petite bouteille (32 centilitres)   0-05

N. B. — Il est délivré gratuitement, sur demande, des
serviettes en papier.

Pour la Cantine d'Arlon, le tarif est le suivant :

Bière, une bouteille ....fr.   0-10

Bière, une demi-bouteille   0-05

Beurre crême, 12 grammes   0-05

Deux œufs sur le plat   0-30

Un œuf dur   0-15

Un œuf à la coque   0-15

Omelette au lard   0-35

Café, la tasse avec sucre   0-05

Petit pain, 160 grammes   0-05

Sardines, une boîte   0-30

Saucisson d'Arlon, 25 grammes   0-10

Tête pressée, 45 grammes   0-10

Pâté de foie, 45 grammes   0-10

Toutes les matières employées sont de toute première qualité et livrées par les premières maisons de la place. Au surplus :

à *Anvers*, la viande, quel qu'en soit le morceau, est payée uniformément à fr. 1-60 le kilog. (y compris 200 grammes d'os entrant dans la composition de la soupe) ;

à *Arlon*, la viande de bœuf est payée à ......2 fr. le kilog.
la viande de bœuf (bouilli) ......fr. 1-55 le kilog.
le roastbeef porc ....fr. 2-10 le kilog.
le veau ....fr. 1-80 à 2-10 le kilog.

Le paiement se fait au moyen de tickets à 5 et 10 centimes débités par des distributeurs automatiques placés à l'entrée du local. Les tickets sont remis au serveur par le consommateur en même temps que sa commande.

A défaut de monnaie de billon, les intéressés peuvent s'en procurer au serveur.

Les cantines ont été ouvertes, à *Anvers*, le 21 mars 1912 ; à *Arlon*, le 15 avril 1912.

Prié par moi de dire comment ces institutions sont appréciées par le personnel, M. le Ministre a bien voulu répondre :

« En moyenne, il y a journellement :

250 consommateurs à Anvers,

160 consommateurs à Arlon,

dont la moitié environ appartiennent au personnel roulant, c'est-à-dire tous ceux qui découchent à de rares exceptions près.

Le personnel est unanime à louer l'institution ; il y voit le grand avantage, après une journée de labeur et quelle que soit l'heure où il se présente, de trouver un repas chaud, substantiel et bien servi, à un prix extrêmement minime.

Beaucoup même s'abstiennent déjà d'emporter des vivres de chez eux, trouvant à la cantine tout ce qui leur est nécessaire. Le semblant de luxe qui y règne ne le laisse pas non plus indifférent. Il se rend compte par lui-même des soins et de la propreté qui président à la confection des mets, de l'attention constante que ses chefs donnent à l'institution et du désir d'aller au devant de tout ce qui constitue une amélioration.

Le personnel n'ignore pas d'ailleurs qu'il paie exclusivement les matières premières et que l'Administration assume tous les frais généraux de l'exploitation.

Comme installation, tout a été mis en œuvre pour rendre les cantines attrayantes et confortables :

Les murs peints soigneusement ou garnis de céramique sont ornés de photographies et de gravures provenant de dons divers. Sur les tables, des fleurs provenant d'un jardinet adjacent et de la vaisselle de choix donnent à la cantine un aspect familial et de bon goût.

Le comité de ravitaillement a recherché là où il serait possible et opportun d'étendre l'institution.

A cette fin, il a rassemblée des renseignements sur tous les ateliers centraux, remises, dépôts et stations du réseau. L'examen détaillé de ces éléments est actuellement terminé et permettra vraisemblablement l'instauration prochaine de nouvelles cantines. L'écueil est l'absence de locaux convenables pouvant être appropriés à peu de frais. »

L'initiative bienfaisante prise par le baron de Broqueville concourt directement à doter une partie de son personnel, d'une alimentation rationnelle, saine e' réconfortante.

A ce titre, il entre trop dans le plan de cette étude, pour
que je m'abstienne de le proposer en exemple à tant de chefs
d'industrie, qui, dans une certaine mesure, pourraient
l'imiter.

La Fabrique nationale d'armes de guerre à Herstal pos-
sède un phalanstère accessible à tout le personnel employé
par cette importante firme. A ce phalanstère, on peut se
procurer le déjeuner, le dîner, le goûter et le souper.

Le déjeuner consiste en pain, beurre, café au lait, lait ou
thé, et se paie fr. 0-30.

Le dîner se compose de deux menus :

1° Celui réservé aux directeurs, chefs de services, ingé-
nieurs et chefs de bureau (1 potage, 2 viandes avec légumes, dessert, 1 bouteille de bière et 1 café).Prix : fr. 1-50.

2° Celui destiné aux autres employés et contremaîtres
(1 potage, 1 viande avec légumes, dessert, bière). Prix :
1 fr.

Le goûter (1 tartine beurrée, café, lait ou thé). Prix :
fr. 0-20.

Le souper (viandes chaudes avec légumes ou viandes
froides avec pain, beurre, dessert). Prix : fr. 0-75.

D'autre part, il y a un pavillon dans lequel il est débité
à tout le personnel : lait, bières et eau à prix coûtant, soit :
lait fr. C-05 le double décilitre, saison simple fr. 0-12, saison
double fr. 0-15 la bouteille, soda fr. 0-05 et limonade fr. 0-07
le flacon.

La Société a mis à l'étude un projet complet pour les installations ouvrières : vestiaire, réfectoire, etc.

Parmi les nombreuses institutions patronales établies par les Cristalleries du Val-Saint-Lambert, au profit de leurs ouvriers, se trouve une « cuisine économique », dépendant du magasin alimentaire, et créée depuis longtemps dans l'établissement même du Val. Les locaux, le matériel et tous les ustensiles ont été établis par les soins et aux frais des Cristalleries.

Le personnel, les marchandises qui servent à la confection des repas, le combustible, sont à charge de la Coopérative.

Les ouvriers qui désirent prendre à midi le repas de la cuisine économique peuvent se faire inscrire au commencement de chaque mois. Ils ont à leur usage une gamelle à deux compartiments qu'ils viendront prendre remplie à la cuisine et qu'ils renverront après le repas.

Le repas se compose de potage, de viande, de pommes de terre et de légumes.

Les soupers de pommes de terre, salade, viande froide.

Le poids de la viande par portions est de 65 grammes environ pour les hommes ; 45 grammes environ pour les gamins et filles.

Le prix d'achat du repas est de 25 centimes pour les adultes et de 10 centimes pour les enfants (12 à 16 ans).

Le prix de revient réel variant entre 30 et 33 centimes, le local et le matériel étant d'ailleurs gratuitement mis à la disposition de la Coopérative, celle-ci vend donc en dessous du prix de revient, mais elle ne supporte pas la perte. C'est la Société des Cristalleries qui comble le déficit. Dans le bilan de la Coopérative, un poste en indique le montant annuel.

Actuellement, il est confectionné 220 dîners par jour, non compris ceux du pensionnat, dont il sera parlé plus loin et ceux distribués gratuitement aux indigents.

Il est, en outre, établi, en plusieurs endroits de l'usine, à la disposition des ouvriers, des récipients ou petits réservoirs alimentés d'eau potable dans lesquels passent des serpentins de vapeurs permettant d'obtenir instantanément de l'eau bouillante pour la confection du café, à 8 heures du matin, à midi, à 4 heures du soir et pendant les repas de nuit.

Par les journées de grande chaleur, l'usine distribue gratuitement et à volonté aux ouvriers des fours du café sucré chaud ou froid qui est reconnu une boisson désaltérante et tonique. Dans les usines de Namur, les ouvriers préfèrent la solution de coco.

Autrefois on vendait, au prix de revient, de la bière aux ouvriers, mais cet usage a été supprimé, à la suite des indispositions et des abus constatés.

La boisson de liqueurs alcooliques est *rigoureusement* défendue dans l'usine.

Un réseau d'eau alimentaire donne de l'eau potable en divers endroits de l'usine et aux habitations ouvrières.

Les Cristalleries ont ouvert également un pensionnat d'apprentis verriers.

Elle y admet les garçons de 13 à 15 1/2 ans ayant une santé robuste et d'une parfaite moralité.

Leur alimentation comporte les repas que voici :

Travail du jour. — 5 1/4 heures : pain, café, beurre ;
8 h. 10 m. : pain, café, beurre ; midi : soupe, viande, légumes, pommes de terre, pain, bière ; 6 heures : viande,
pommes de terre, légumes, pain, bière.

Travail de nuit. — 5 1/4 h. : café, pain, beurre ; 8 heures :
soupe, viande, légumes, pommes de terre, pain, bière ;
12 1/2 h. : café, pain, beurre ; 6 h. : café, pain, beurre.

<h2 style="text-align:center">CHAPITRE V.</h2>

L'enseignement ménager.
Ses origines en Angleterre, en Allemagne, aux Etats-
Unis, en France, en Suisse, en Belgique.
L'œuvre du Gouvernement belge.
L'école ménagère ambulante de la Province de Liége.

Nous voici parvenus, Messieurs, à l'un des principaux L'ENSEIGNEMENT
chapitres de cette étude. MÉNAGER

L'enseignement ménager est, en effet, le plus efficace ins-
trument de diffusion de la science alimentaire et des métho-
des de préparation des aliments, puisqu'il doit former les
futures ménagères, et leur inculquer les règles qu'elles
auront à suivre pour choisir et pour préparer la nourriture
de la famille.

L'Angleterre mérite une mention spéciale pour le souci EN ANGLETERRE
qu'elle a pris de façonner des ménagères accomplies et
spécialement pour la diffusion de l'enseignement alimentaire.

La première école normale de cuisine fut fondée à Londres en 1873, et installée dans les locaux de South-Kensing-
ton, sous le nom de « National Training School for
Cookery ».

De là sont sorties les maîtresses de cuisine des écoles primaires du « School board » de Londres, et des nombreuses écoles de comtés. A Glascow, à Liverpool, à Yorskhire, à Edimbourg, existent des institutions analogues. On trouve à leur programme des questions se rapprochant fort de celles que doit étudier l'école ménagère moderne :

« Quel est le rôle des aliments?

Indiquez la classification des différentes espèces d'aliments?

Nommez quelques substances que doivent nécessairement renfermer les aliments?

Dites ce que vous savez de l'albumine et de la caféine, et indiquez les aliments qui les renferment? etc. »

En 1886 déjà 749 écoles de filles enseignaient le cours de cuisine, et 24.526 élèves remplissaient les conditions qui assurent à la direction le subside de 4 shellings par élève.

EN ALLEMAGNE   L'Allemagne se préoccupe aussi de favoriser l'enseignement alimentaire et en 1878, Madame Lina Morgenstern, la fondatrice des Volksküchen, créa une école de cuisine destinée à former des ménagères, des institutrices de cuisine, des gouvernantes de maisons, des servantes. De 1878 à 1887 l'école forma 1,000 élèves.

A côté des cours pratiques, on y enseignait :

1) des notions d'anatomie et de physiologie humaine;

2) la théorie de l'alimentation;

3) l'économie du ménage;

4) la théorie de l'art culinaire.

L'exemple fut bientôt suivi par des Sociétés de dames,
des congrégations religieuses, etc., etc.

Les Etats-Unis ne se laissèrent point distancer non plus,
et en 1874, fut créée à New-York, l'école de cuisine
fondée par Miss Julie Corson. Diverses institutions analogues suivirent, à Boston, à Washington, et dans de nombreuses autres localités d'Amérique.

En France, on signale des écoles ménagères à Reims dès
1873, à Rouen en 1879, et la création à Paris, d'une école
municipale professionnelle ménagère, ouverte le premier
mai 1881.

L'alimentation est enseignée au programme de cette école,
au point de vue de la préparation et du prix de revient.

En 1887, nous trouvons en Suisse des cours de cuisine
qui ont pris depuis, dans ce pays, une extension considérable.

En Belgique, le Hainaut organisa, je pense, le premier et
le plus généreusement, les écoles ménagères.

On cite, parmi les plus anciennes, l'école de Couillet,
fondée en 1871, par M. Smits, directeur de l'usine de
Couillet; l'école de Boussu, fondé en 1875, par la commune et annexée à l'hospice Guerin; l'école de Mont-sur-
Marchienne, fondée la même année; l'école libre de Carnière
créée en 1876; l'école annexée au couvent des sœurs de
Sainte-Marie à Châtelet, ouverte en 1877.

Le Conseil communal d'Ypres, transforma en école ména-
gère, le 2 décembre 1882, l'ouvroir de jeunes filles annexé
à l'école primaire gratuite de cette ville.

Le gouvernement ne tarda pas à comprendre que la mission d'enseignement qui lui incombe s'étend à ces matières si éminemment utiles.

Une intéressante circulaire, datée du 26 juin 1889, signée de M. de Bruyn, ministre de l'agriculture, de l'industrie et des travaux publics, vint organiser l'enseignement ménager de l'Etat.

C'est dans les travaux de la commission du travail que cette circulaire prend son point de départ, et elles insistent ensemble sur ce que la « création d'école ménagère est
» l'âme des mesures qui peuvent le plus rapidement amé-
» liorer la condition morale et matérielle des familles
» ouvrières. »

La circulaire vise ensuite trois systèmes d'enseignement ménager :

1) L'enseignement intuitif des notions d'hygiène et d'économie domestique étendues à toutes les écoles primaires de filles, avec comme complément l'enseignement d'un choix d'occupations ménagères, conformément à la circulaire du ministre de l'intérieur et de l'instruction publique, en date du 1er septembre 1887.

2) Une classe ménagère spéciale annexée à l'école primaire, à l'école d'adultes pour filles, et suivie au moins deux demi-journées par semaine par les élèves de la division supérieure âgées de plus de douze ans.

3) Enfin, des écoles ménagères spéciales, pour les jeunes filles qui ont quitté l'école primaire.

Le ministre promet des subsides, et engage les conseils provinciaux et communaux à promouvoir et à subsidier ces institutions.

Le programme indiqué par le Ministre, et qui n'est pas imposé d'ailleurs, s'inspire de ce qui se faisait antérieurement, dans le Hainaut notamment.

« Il paraît utile d'y comprendre, expose-t-il :

» 1° comme cours théoriques : des leçons d'hygiène et d'économie domestique et les soins à donner aux enfants et aux malades.

» 2° Comme exercices pratiques :

» a) L'entretien et la propreté de l'habitation et des meubles ;

» b) Le lavage et le repassage du linge ;

» c) Les travaux à l'aiguille, la coupe et la confection des vêtements usuels, le raccommodage du linge et des vêtements ;

» d) La cuisine.

» e) Enfin, pour les communes rurales, les travaux au jardin potager, les soins à la basse-cour.

» Des idées d'ordre et de stricte économie doivent dominer l'enseignement. Il faut se garder d'inspirer aux élèves des pensées de luxe, tant en ce qui concerne le vêtement que pour la préparation des aliments.

» Pour la couture, par exemple, on fera étudier la coupe et la confection du linge de literie, de chemise de femmes, de vêtements simples, de petites filles et de petits garçons, de robes de jeunes filles, de vêtements de travail, etc. Il convient de faire établir le prix de revient de chaque objet.

» Le raccommodage du linge et des vêtements, l'utilisation des vieux vêtements seront l'objet d'une attention toute particulière.

» Pour la cuisine, on se bornera aux préparations de plats à bon marché, en restant dans les limites qu'autorise le modeste budget d'un ouvrier ou d'un artisan. On calculera aussi le prix de revient de chaque plat par convive.

» En tout, on veillera à ce que la matière première soit convenablement et économiquement utilisée. »

Un rapport de M. le Ministre de Bruyn au Roi, considère : « qu'il convient, en vue de provoquer et de propager » la création d'écoles ménagères, de s'assurer le généreux » concours de dames dévouées à la réalisation de cette » œuvre sociale » et propose à Sa Majesté d'établir un Comité central et des Comités provinciaux de propagande.

Un arrêté royal du 6 juillet 1890 consacra cette proposition et constitua comme suit le Comité de la province de Liége :

Présidente : Mme Pety de Thozée, à Liége.

Conseillères : Mmes la baronne L. de Moffarts de Macar, à Liége ;

de Géradon-Terwangne, à Liége ;

Ch. de Ponthière-Sadoine, à Liége ;

A. Dresse-Spring, à Liége ;

C. Mockel-Beer, à Liége ;

J. Putzeys-Leclercq, à Liége.

Une nouvelle circulaire de M. Nyssens, Ministre de l'industrie et du travail, remplaça le 21 janvier 1899, celle de M. de Bruyn.

Nous y voyons introduire l'examen, sous le littera G des
cours théoriques, de : « la valeur nutritive de certains aliments, les propriétés de certains légumes, des notions de
cuisine ».

Le Ministre avait compris toute l'importance de cette
addition, contenant en germe le progrès de l'alimentation
populaire, puisqu'il faisait imprimer en italiques les mots
« la valeur nutritive », c'est-à-dire qu'on leur donne une
importance égale aux mots « les notions de cuisine », qui
avaient été longtemps et qui demeurent pour beaucoup, la
raison d'être de ce cours.

Dans l'énumération des exercices pratiques, c'est en ve-
dette encore, que le caractère italique indique que « la
nourriture préparée doit être « *saine et réconfortante* » au
moyen de mets « *nourrissants, variés et peu coûteux* ».

Enfin, une circulaire de M. Hubert, Ministre de l'industrie et du travail, vint le 19 janvier 1910, introduire dans le
programme des écoles et classes ménagères, l'hygiène infantile et l'hygiène féminine.

Le rapport du Conseil supérieur de l'enseignement technique, sur lequel cette circulaire s'appuie, comporte les
détails du programme des leçons d'hygiène féminine à
donner dans les classes et écoles ménagères et, parlant de
l'alimentation, il s'exprime notamment comme suit :

« Quand la nourriture est-elle rationnelle ?

» Quand elle fournit au corps tous les éléments nécessaires pour former ou reconstituer ses tissus et produire
la quantité voulue de calories.

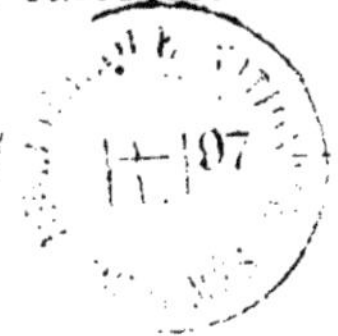

» La femme est appelée à préparer pour sa famille cette nourriture rationnelle ; il faut donc qu'elle ait une connaissance suffisante de la composition des aliments et des principales règles de l'alimentation. »

D'après une statistique toute récente, que je dois à l'obligeance de M. Stevens, directeur général de l'enseignement industriel et professionnel, les écoles et classes ménagères subsidiées par le Ministère de l'industrie et du travail sont, pour la Belgique, au nombe de 283, ainsi réparties :

Province de Hainaut 56

        Brabant 53

        Liége 43

        Flandre Orientale 35

        Anvers 29

        Flandre Occidentale 29

        Namur 15

        Limbourg 12

        Luxembourg 11

Les 43 écoles et classes ménagères de notre province, comprises dans ce tableau sont les suivantes :

Bois-de-Breux : E.M. libre pour adultes des filles de la Croix.

Chênée : E. M. libre pour adultes des filles de la Croix.

Dalhem : Cl. M. communale primaire.

Dison : Cl. M. Communale pour adultes.

Dolhain-Limbourg : E. M. libre (jour et soir).

Flône : C. M. communale pour adultes.

Grivegnée : E. M. communale annexée à l'école primaire adoptée.

Hannut : C. M. libre.

Herstal (La Préalle) : Cl. communale pour adultes.

Herstal : E. M. communale pour adultes du jour et du soir,
rue du Centre, 2.

Herstal (Bellenay) : C. M. communale pour adultes.

Hollogne-aux-Pierres : C. M. communale primaire.

Huy : C. M. communale pour adultes.

Jemeppe-sur-Meuse : E. M. communale.

Jupille : E. M. libre des enfants martyrs (quartier dit Thier
de Bellaire).

Liége : Ec. communale du jour, rue Sainte-Marguerite.

Id.   Ec. communale du jour, rue Lairesse.

Id.   Ec. libre pour adultes, rue St-Léonard, quartier
Ste-Foy, Religieuses des Filles de la Croix.

Id.   Ec. libre du Mont-St-Martin, pour adultes.

Id.   Ec. libre de la rue de l'Ouest, 5.

Id.   Cl. communale pour adultes, rue Hazinelle.

Id.   Cl. communale pour adultes, rue Maghin.

Id.   Cl. communale pour adultes, rue Ste-Walburge.

Id.   Cl. communale pour adultes, rue Ste-Marguerite.

Id.   Cl. communale pour adultes, Prés St-Denis.

Ougrée : Ec. communale pour adultes.

Id.   Cl. communale pour élèves primaires.

Pepinster : Cl. communale pour adultes.

Seraing : Ec. libre pour adultes des sœurs de Ste-Marie,
rue Cockerill, 148.

id.   Cl. communale pour adultes, rue Jean-de-Seraing.

Id.   Cl. communale du soir pour adultes, Bas-Sart-
Val-Saint-Lambert.

Soumagne : Cl. libre pour adultes.

Spa : Ec. libre pour adultes des Filles de la Croix.

Stavelot : Ec. libre pour adultes des Filles de la Croix.

Trembleur : Cl. communale pour adultes.

Verviers : Ec. libre de la rue Fyon.
    Id.   Cl. libre de la rue Fyon pour adultes (soir).
    Id.   Cl. communale primaire, rue Donckier.
    Id.   Cl. communale pour adultes, rue Xhavée, 60.
    Id.   Cl. communale pour adultes, place Sommeleville.
    Id.   Ec. libre, rue de la Cité.

Wandre : Cl. communale pour adultes.

Waremme : Ec. libre pour adultes des Filles de la Croix.

Depuis 1889, c'est-à-dire depuis la circulaire organique de l'enseignement ménager, le Ministère de l'industrie et du travail a accordé à celui-ci les subsides suivants :

En 1889	fr.	32,862-00
En 1890		61,206-00
En 1891		74,040-00
En 1892		85,808-00
En 1893		84,604-00
En 1894		97,166-00
En 1895		118,406-00
En 1896		115,511-79
En 1897		131,471-20
En 1898		146,892-00
En 1899		136,613-00
En 1900		136,149-85
En 1901		163,598-70
En 1902		160,881-35
En 1903		161,684-40

En 1904 172,663-43
En 1905 177,816-37
En 1906 173,352-01
En 1907 178,212-90
En 1908 177,497-95
En 1909 177,122-72
En 1910 182,861-57
En 1911 179,823-26

De son côté, le Département de l'agriculture voulut collaborer à cet enseignement, en créant les écoles ménagères agricoles.

Celles-ci peuvent être classées en écoles permanentes ou temporaires.

Dans toutes l'enseignement est théorique et pratique.

Le programme actuel de l'enseignement ménager agricole fixe — programme qui n'est d'ailleurs proposé qu'à titre de renseignement — a été approuvé par le baron van der Bruggen, Ministre de l'agriculture, le 12 décembre 1902. Il comprend un chapitre intitulé « Economie domestique », lequel énumère, à propos de l'alimentation : la valeur nutritive des principaux aliments, la préparation et la conservation des aliments, les assaisonnements, l'utilisation et les conserves des fruits, les eaux potables, les boissons, etc.»

Le même Ministre approuva, le 6 janvier 1904, le programme des écoles ménagères agricoles ambulantes.

Celles-ci ont pour but de donner aux filles de cultivateurs les notions nécessaires à l'exercice de la profession de fermière. Si les circonstances locales le demandent, elles peuvent servir spécialement à vulgariser les notions nécessaires à l'établissement d'une laiterie ou d'une fromagerie coopérative.

Elles sont organisées conformément aux instructions suivantes:

La création d'une école temporaire ayant une durée de trois ou quatre mois, se fait généralement à la demande des comices agricoles avec le concours pécuniaire de l'Etat, de la Province, de la commune et du comice agricole de la région.

Les cours ont lieu tous les jours ouvrables; deux heures sont consacrées à la théorie et quatre heures au travail pratique.

Le programme des cours d'alimentation renferme des indications analogues à celles que nous venons de relever pour les écoles fixes.

En 1911, les écoles fixes ont reçu des subsides de l'Etat se montant à la somme de 46,000 francs. Ces écoles sont au nombre de 26. Les provinces allouent également des subsides.

Les écoles temporaires ont généralement une durée de quatre mois.

Il y a actuellement 13 écoles ambulantes pour tout le pays.

Pendant les dernières années, la population totale des écoles fixes s'éleva en moyenne à 500 ; celle des écoles ambulantes, à 350 par an.

Le dernier rapport triennal paru en 1911 signale, pour
notre province, l'école fixe de fromagerie d'Aubel, fondée
en 1906 par l'Etat, avec le concours de la Province, celui
de la Commission provinciale d'agriculture et de la ville
d'Aubel.

Indépendamment des services qu'elle peut rendre dans la
région, cette école ne présente pas un grand intérêt au point
de vue particulier qui m'occupe en ce moment ; il en est de
même de la section ménagère agricole de Herve et de la
section ménagère agricole de Waremme.

Le rapport triennal montre que parmi les écoles agricoles
ambulantes, la province de Liége en eut une à Harzé, sur
26 en 1906, 0 sur 26 en 1907, 1 sur 22 en 1908, à Gomzé-
Andoumont.

Le première eut 15 élèves, la seconde 12.

De son côté, Messieurs, votre assemblée voulut doter la
province de Liége d'une école dont l'enseignement ambu-
lant s'en irait porter successivement dans nos communes
industrielles les précieuses notions de la science ménagère.

Cette institution fut créée sur la proposition de M. le
député permanent Debarsy, signée par 27 conseillers provinciaux et déposée le 10 juillet 1906.

La proposition a été développée à la séance du 17 juillet
et renvoyée à l'examen d'une commission spéciale composée de MM. Debarsy, député permanent, président ; Gré-
goire, député permanent ; Sacré, Souka, Francotte H.,
Corteille, Poswick, L'Hoest et Warnant, conseiller provinciaux.

Cette Commission s'est réunie une fois en 1906, quatre
fois en 1907 et six fois en 1908.

Elle présenta au Conseil provincial un rapport concluant à la création de l'école et comportant un projet de règlement et un projet de budget pour la première année scolaire.

Ce rapport fut approuvé par le Conseil provincial, en séance du 22 juillet 1908.

Le personnel de l'école se compose de la directrice et d'une maîtresse.

Un médecin est, en outre, chargé de donner le cours de puériculture en six leçons.

Les élèves doivent être âgées de 14 ans au moins; c'est la seule condition d'admission imposée.

Les cours sont gratuits.

Les élèves du groupe de cuisine du jour dînent à l'école; celles du groupe de cuisine du cours du soir y soupent.

Toutes les dépenses de fonctionnement de l'école sont supportées par la Province, sauf celles résultant de la fourniture, du chauffage et de l'éclairage du local, qui sont à charge de la commune où l'école fonctionne.

L'installation de l'école (achat de mobilier) a coûté fr. 4,735-95.

L'école a débuté à Herstal, le 2 janvier 1909, et a clôturé l'année scolaire avec 42 élèves qui se présentèrent aux examens de fin d'année, savoir:

18 pour les cours ménagers du jour;

22 pour les cours ménagers du soir;

20 pour les cours de coupe et de confection.

Pour les cours ménagers, 6 élèves obtinrent leurs diplômes avec la plus grande distinction, 20 avec grande distinction, 12 avec distinction, et 2 avec satisfaction.

Pour les cours de coupe et de confection :

2 avec la plus grande distinction ;

5 avec grande distinction ;

5 avec distinction ;

8 avec satisfaction.

C'est à Jemeppe que l'école a fonctionné pendant l'année scolaire 1909-1910.

80 élèves furent admises à suivre les cours.

51 élèves se présentèrent aux examens de fin d'année :

27 pour les cours ménagers du jour ;

24 pour les cours ménagers du soir ;

28 pour les cours de coupe et de confection.

Pour les cours ménagers, 12 élèves obtinrent leurs diplômes avec la plus grande distinction, 24 avec grande distinction, 12 avec distinction et 1 avec satisfaction.

Pour les cours de coupe et de confection :

4 avec la plus grande distinction ;

11 avec grande distinction ;

9 avec distinction ;

4 avec satisfaction.

L'école a été transférée à Flémalle-Grande pour l'année scolaire 1910-1911.

52 élèves se sont présentées aux examens de fin d'année :

22 pour les cours ménagers du jour ;

30 pour les cours ménagers du soir ;

33 pour les cours de coupe et de confection.

Pour les cours ménagers, 20 élèves ont obtenu leur diplôme avec la plus grande distinction, 28 avec grande distinction, et 4 avec distinction.

Pour les cours de coupe et de confection:

12 avec la plus grande distinction;

12 avec grande distinction;

9 avec distinction.

De Flémalle-Grande, l'école s'est transportée à Tilleur, pour l'année scolaire qui vient de se clôturer (1911-1912).

Pour l'école du jour, 3 élèves ont obtenu la plus grande distinction, soit les 9/10 des points.

12 ont obtenu la grande distinction, soit les 8/10 des points;

6, la distinction, soit les 7/10 des points.

Pour l'école du soir:

8 ont obtenu la plus grande distinction;

18 ont obtenu la grande distinction;

3 ont obtenu la distinction.

Pour les cours de coupe et de confection:

7 ont obtenu la plus grande distinction;

6 ont obtenu la grande distinction;

12 ont obtenu la distinction.

Aucune élève n'a passé l'examen d'une façon satisfaisante seulement.

Les dépenses ordinaires de fonctionnement de l'école ont été en:

1909	............................de fr. 5,130-57
1910	............................de fr. 5,210-12
1911	............................de fr. 5,146-58

Elles atteindront approximativement 5,150 fr. en 1912.

Le fonctionnement de l'école ménagère provinciale a eu
pour résultat la création d'institutions similaires à Herstal
et à Jemeppe.

Messieurs, on peut concevoir l'enseignement ménager
sous deux aspects : il peut être un simple cours de cuisine,
enseignant la meilleure utilisation, la préparation propre,
saine, économique des denrées alimentaires.

C'est ainsi qu'il est généralement entendu et comme tel,
il rend déjà assez de services au ménage de l'ouvrier pour
mériter nos très sincères sympathies et nos encouragements.

Mais il m'est impossible de reconnaître à cette façon de
faire la qualité d'un enseignement complet.

J'attends de lui qu'il suive les progrès de la science moderne, qu'il s'inspire de cette « Phagotechnie » dont parle
M. Labbé, qu'il mette à profit les conquêtes de la physiologie, de la chimie et de la sociologie moderne, en
devenant l'école de l'enseignement rationnel de la nutrition, si je puis m'exprimer ainsi.

Je me plais à reconnaître que notre école ménagère provinciale est entrée nettement dans cette voie et je félicite
M. Debarsy, membre de la Députation, de lui avoir imprimé
cette orientation.

Je trouve les maîtresses de l'école ménagère apprenant
à leurs élèves toute l'économie d'une alimentation corres-
pondant aux besoins des membres de la famille dans les
limites des ressources du ménage.

D'une note que m'adresse Mlle Adam, l'habile directrice
de l'école, je veux citer les lignes que voici :

« Il ne suffit pas de déterminer la nature et le rôle des aliments, il faut savoir déterminer la quantité nécessaire à chaque organisme.

» On peut affirmer qu'il n'est pas deux êtres à qui peuvent convenir un régime et une ration identiques.

» La santé n'est maintenue florissante que par une alimentation en rapport avec les pertes et les dépenses de l'organisme, et il est d'une grande importance de pouvoir déterminer les pertes pour usure et par consommation d'énergie que subit l'individu.

» Des considérations d'un autre ordre doivent entrer en ligne. Tous les aliments ne donnent pas le même rendement. C'est ainsi que l'albumine végétale est moins bien utilisée que l'albumine animale.

» Il importe de remarquer que tous les aliments ne se comportent pas identiquement à la cuisson. Ils donnent une somme d'éléments nutritifs variant selon la manière dont on les prépare.

» Il est aussi à remarquer que les besoins de l'individu varient avec l'âge, le poids, les occupations, l'état de santé. Aux enfants en voie de croissance, il faut visiblement, toutes proportions gardées, plus d'aliments, particulièrement plus d'albumine qu'à l'adulte. L'enfant doit non seulement régénérer ses pertes, mais accroître sa propre substance et entretenir une énergie considérable. De même de deux adultes de poids différents, il est évident que le plus lourd aura besoin, toutes les autres conditions égales, de plus d'albumine que l'autre. La ration en graisse et en hydrocarbonés doit être moindre pour un oisif que pour un travailleur.

» Voilà, certes, des connaissances théoriques que devrait
posséder la personne qui, dans la famille, a charge de préparer les aliments. Toute ménagère devrait ne point ignorer
la valeur nutritive des divers aliments, pouvoir ordonner
les repas en tenant compte de la situation physiologique des
membres de sa famille et fixer les quantités d'après les
règles de la science.

» L'école ménagère provinciale est en bonne voie. Son
but est de former des ménagères ayant connaissance des
lois de l'alimentation établie par la science moderne.

» Rares sont encore, de nos jours, les mères de famille
dont les connaissances sur la théorie de l'alimentation sont
étendues et précises. Elles suivent le plus souvent la routine. C'est la ménagère qui, en fait, détermine le régime du
ménage et elle le fait en s'adaptant le plus souvent à son
milieu social; je veux dire, en répétant ce que son éducation lui a appris, ce que l'imitation des autres lui inspire. »

On ne peut pas mieux dire.

Dans le résumé du cours d'alimentation fourni aux élèves,
ces données se trouvent très clairement exposées. Afin de
mieux graver ces matières utiles dans la mémoire des élèves,
des problèmes sont posés, qui mettent en pratique cette
partie de l'enseignement. J'en cite un exemple :

Une famille se compose du père, de la mère et de trois
enfants, en âge d'école. Le père gagne fr. 5-50 par journée
de travail.

Etablissez :

1° Le gain annuel et le revenu journalier ;

2° Le budget hebdomadaire ;

3° Le budget mensuel ;

4° Le budget annuel ;

5° Les pertes moyennes journalières subies par cette famille ;

6° Faites choix d'une ration qui permettra à la ménagère de compenser ces pertes ;

7° Faites la répartition de cette ration en repas ;

8° Comment la ménagère parvient-elle à varier l'alimentation de sa famille ?

SOLUTION.

GAIN ET SALAIRE JOURNALIER.

Le père gagne fr. 5-50 par journée de travail.

Dans une année, il y a, en moyenne, 300 jours ouvrables, déduction faite des dimanches et jours fériés pendant lesquels le travail reste en suspens.

Ces fr. 5-50 ne seront donc gagnés que 300 fois sur l'année et, par conséquent, la ménagère ne recevra annuellement que fr. $5-50 \times 300 = 1,650$ francs.

Avec cette somme, la ménagère doit pourvoir aux nombreuses dépenses que suscite l'organisation d'un ménage pendant l'année entière ou 365 jours.

Journellement, cette maîtresse de maison dispose d'un revenu de : $1,650 : 365 = $ fr. 4-52.

Avec ce revenu journalier de fr. 4-52, elle doit pourvoir à une foule de dépenses ; dépenses hebdomadaires, dépenses mensuelles et annuelles. S'il y a possibilité, elle fera des économies.

2. — Le revenu journalier dont dispose la ménagère est de fr. 4-52.

Pour couvrir les dépenses qui s'effectueront durant les 7 jours de la semaine, elle a donc à sa disposition

$$fr. \ 4\text{-}52 \times 7 = fr. \ 31\text{-}64.$$

A cause de la hausse continuelle et considérable des denrées alimentaires, cette ménagère consacre au moins 60 % du revenu hebdomadaire pour la nourriture de sa famille.

$$\frac{fr. \ 31\text{-}64 \times 60}{10} = fr. \ 18\text{-}98.$$

La ménagère présume devoir effectuer, durant la semaine, d'autres dépenses.

1° *Eclairage :* Cette mère de famille a calculé qu'il lui fallait environ 3 litres de pétrole par semaine pour alimenter ses lampes.

Elle sait que l'hiver, elle en use davantage, mais, par contre, l'été, les jours étant plus longs, lui permet de réaliser quelques économies. De cette façon, le trop de l'été compense la dépense plus forte de l'hiver.

1 litre de pétrole coûte fr. 0-15. — 3 litres de pétrole coûtent fr. $0\text{-}15 \times 3 = $ fr. 0-45.

2° *Lessivage et nettoyage :* En qualité de ménagère économe, elle fait elle-même sa lessive. Elle connaît les précieux avantages que l'on retire en se livrant soi-même à cette besogne.

Dans un mois il y a trente, parfois trente-et-un jours.

Le revenu journalier est de fr. 4-52 ; par conséquent, le revenu mensuel vaut :

$$fr.\ 4\text{-}52 \times 30 = fr.\ 133\text{-}60.$$

Dans un mois il y a 4 semaines de dépenses. Afin de connaître la valeur des dépenses mensuelles effectuées pour la nourriture, l'éclairage, le lessivage, le nettoyage, le journal et les menus frais, il suffit de multiplier par 4 le total des dépenses hebdomadaires :

$$fr.\ 21\text{-}73 \times 4 = fr.\ 86\text{-}92$$

La ménagère doit encore pourvoir à une série de dépenses mensuelles.

Le loyer : Cette famille habite une petite maison confortable, comprenant au rez-de-chaussée 2 places (la cuisine et la pièce propre) et à l'étage deux pièces (chambres à coucher). Cette habitation est pourvue d'un jardin potager fournissant une quantité assez marquante de légumes.

La ménagère paie pour le loyer de cette maison 30 fr. par mois.

Caisse de secours mutuels et Caisse de chômage involontaire. — Le chef de cette famille est affilié à une caisse de secours mutuels et à une caisse de chômage involontaire.

La ménagère verse une cotisation de fr. 1-25 (caisse de secours) et fr. 0-75 (caisse de chômage).

Ces deux institutions sont d'une grande nécessité pour la famille ouvrière.

Si la maladie atteint l'un des membres, la Société de secours se charge des frais du médecin et du pharmacien et paye, outre cela, une indemnité journalière pendant un laps de temps déterminé.

Si, pour une raison quelconque, le travail reste en suspens, la caisse de chômage involontaire verse à l'ouvrier une partie de son salaire.

TABLEAU RÉSUMANT LE BUDGET MENSUEL.

RECETTES	FR.	DÉPENSES	FR.
Revenu mensuel .	135,60	Loyer.	20,00
		Caisse de secours et de chômage .	2,00
Dépenses	108,02	Total des dépenses hebdomadaires .	86,92
	26,68		108,92

Ce reste de fr . 26-68 servira à couvrir les dépenses annuelles, chauffage, vêtements, literies, etc.

BUDGET ANNUEL.

Pendant les douze mois de l'année, cette ménagère doit effectuer les mêmes dépenses, telles sont : la nourriture, l'éclairage, le nettoyage, les menus frais, le journal, le loyer, la caisse de secours mutuel et de chômage involontaire.

Il suffit de multiplier par douze le total des dépenses mensuelles et l'on a ainsi le montant de celles-ci pendant un an.

fr. 108-92 × 12 = fr. 1307-04.

À ces dépenses il faut encore ajouter :

1° *Chauffage*. — Cette ménagère fait sa provision de houille en bon temps, afin d'être garantie pour les mauvais jours. Elle achète ce combustible en grande quantité car, dans ce cas, il coûte moins cher.

Elle paie une charrette de houille :

    2,000 kilos ....fr.   50-00
    1 m³ de bois   15-00
                                    ―――――――
                              Fr.   65-00

2° *Mobilier* : Le mobilier se détériore par l'usage. Il faut parfois le réparer, le remettre à neuf, remplacer un ustensile de cuisine. La ménagère compte pour cela 20 francs par an.

3° *Literies* : Dans une famille où il y a 5 personnes, il est nécessaire, de temps à autre, de renforcer, réparer ou renouveler certaine pièce de la literie.

Elle fait, à cet effet, une réserve annuelle de 20 fr.

4° *Chaussures* : Le chef de famille et les enfants usent beaucoup de chaussures. Il faut compter pour les nouvelles chaussures et les réparations au moins 60 fr. par an.

5° *Vêtements* : Bien que cette mère de famille confectionne elle-même le linge, les vêtements de travail de son mari et les habillements de ses enfants, elle doit encore faire une réserve de 70 fr. au moins par an, pour ce poste de son budget.

6° *Fêtes et voyages* : Cette ménagère fait une réserve de 25 fr. par an, afin de procurer quelques distractions aux siens.

Elle peut alors établir son budget annuel comme suit :

BUDGET ANNUEL.

RECETTES	FR. C.	DÉPENSES	FR. C.
Revenu annuel . .	1,650	fr. 108-92×12 . . .	1,307-04
		Chauffage . . .	65
		Mobilier	20
		Literies	20
		Chaussures . . .	60
		Vêtements . . .	70
Dépenses annuelles.	1,567-04	Fêtes et voyages .	25
	84-96		1,567-04

Ce reste de fr. 84-96 constitue pour la ménagère une réserve qui lui permettra de parer à certaines dépenses imprévues. Si, au bout de l'année, elle a pu réaliser des économies, elle les placera à la caisse d'épargne.

PERTES MOYENNES JOURNALIÈRES SUBIES PAR CETTE FAMILLE.

La vie est la résultante d'une continuelle destruction.

En effet, il se produit dans chaque cellule du corps un mouvement de destruction, et un mouvement de reconstitution.

C'est le corps, agglomération de cellules, qui détruit et transforme de la matière pour conserver et régénérer ses cellules. Vivre, c'est fonctionner et fonctionner c'est détruire.

Toute personne qui travaille ou même se trouve à l'état de repos, s'use, se dépense, subit des pertes.

Si l'on ne répare point cette usure de l'organisme, l'être humain dépérit et enfin meurt.

Ce sont les aliments qui doivent fournir au corps les éléments reconstitutifs et lui procurer la chaleur, la force et l'énergie.

Cette ménagère a calculé la valeur moyenne des pertes journalières que subissait sa famille.

TABLEAU DES PERTES A COMBLER

	Albumine	Graisse	Hydrate de carbone
Père	115	90	500
Mère	90	65	360
3 enfants âge d'école.	180	135	690
	385	290	1,550

Le tableau ci-dessus est, pour cette mère de famille, un guide précieux qui lui permet de nourrir rationnellement les siens en leur fournissant une ration journalière capable de compenser ces pertes d'albumine, de graisse et d'hydrate de carbone :

VALEUR NUTRITIVE DE LA RATION CHOISIE

MATIÈRES	Poids	Déchets	Reste	Albu-mine	Graisse	Hydrates de carbone	Poids par unité	Prix total
Pommes de terre	2500	375	2125	44,62	33,19	446	0,10	0,25
Pain . . .	2000		2000	152,40	14,60	1087.80	0,30	0,60
Viande . .	400	60	340	71,06	17,68		2,00	0,80
Beurre . .	150		150	3	135		3,00	0,45
Graisse .	150		150		150		1,50	0,22
Pois secs . .	250		250	57,75	5	131,75	0,45	0,11
Haricots . .	250		250	60,75	4	122,50	0,44	0,19
				389,58	329,58	1888,05		2,53

En choisissant cette ration journalière, la ménagère est parvenue à compenser les pertes en albumine, graisse et hydrate de carbone que subissaient les siens.

Cette ménagère pouvait disposer de fr. 2-71 pour la nourriture de sa famille. Elle ne dépense que fr. 2-53. Il lui reste fr. 2-71 — fr. 2-53 = fr. 0-18.

Ces fr. 0-18 serviront à l'achat des épices et du café.

RÉPARTITION DES REPAS

Déjeuner : tartines beurrées, café.

Dîner : soupe aux pois, fricadelles, pommes de terre.

Goûter : tartines beurrées, café.

Souper : pommes de terre avec une salade de haricots, pain, café.

Comment la ménagère parvient-elle à varier la nourriture de sa famille ?

Cette ménagère cherche à varier l'alimentation de sa famille, car elle sait qu'une nourriture uniforme fatigue l'estomac, tandis que la variété dans les mets excite l'appétit.

Elle y parvient en variant l'espèce de viande et de légumes qu'elle offre aux siens. Ces deux postes se prêtent seuls à être changés, car on mange tous les jours des pommes de terre, du pain, du beurre.

Le mode de préparation lui donne aussi un moyen précieux de fournir à sa famille des plats variés.

Elle modifie également la nourriture des siens d'après les saisons. Elle sait que l'été on recherche plutôt une alimentation rafraîchissante, alors que l'hiver, on accueille toujours avec plaisir des plats réchauffants. »

Bien que ces citations soient longues, elles mettent trop en relief le caractère physiologique que doit avoir à mes yeux l'enseignement ménager de notre époque, pour que j'hésite à reproduire encore le texte du problème posé en 1911 aux examens de sortie de l'école :

« Une ménagère dont la famille (famille ouvrière) se compose du père, de la mère (la ménagère) et de trois enfants en âge d'école, se rend au marché où elle achète ce qu'elle croit nécessaire pour nourrir son ménage pendant quatre jours.

» Elle achète :

3 kilos de viande ;

8 kilos de pain ;

1 kilo de pommes de terre ;

3/4 kilo de beurre ;

3/4 kilo de graisse ;

1/2 kilo de lard;

1/2 kilo de pois secs;

1/2 kilo de haricots;

1/2 kilo de miel;

2 bottes de carottes à fr. 0-30;

Un chou-fleur à fr. 0-50;

Légumes divers pour soupes fr. 0-03;

(cette ménagère n'a pas de jardin).

1/4 de kilo de café;

1 litre de lait tous les jours.

» Dites:

1° Si cette ménagère pourra nourrir, pendant ce temps sa famille rationnellement, et faites, à ce sujet, telles remarques que vous jugerez opportunes.

2° Comment elle devra répartir ces matières alimentaires pour assurer journellement la meilleure variété dans l'alimentation (répartition en repas).

3° Etablissez la dépense journalière pour l'alimentation de cette famille.

4° 60 % du salaire étant affectés à l'alimentation, dites quel devra être le revenu journalier du mari.

5° En supposant que vous vous fussiez trouvé en lieu et place de cette ménagère, dites ce que vous eussiez acheté pour nourrir votre famille pendant les quatre jours considérés et justifiez votre réponse. »

Je livre ces problèmes aux méditations de ceux qui se consacrent à l'enseignement ménager, et je leur demande de conclure avec moi que des cours ainsi donnés, bien compris et bien retenus, introduiraient dans les ménages modestes plus de bien-être, de force et de santé.

Je me déclare d'accord avec M. Debarsy, délégué par la Province au congrès de Fribourg, lorsqu'en 1908, il s'exprimait ainsi :

« Ce qui doit être considéré comme capital, ce sont les connaissances qui permettent à la ménagère de nourrir rationnellement sa famille.

» L'enseignement ménager doit avoir pour base les connaissances modernes d'alimentation rationnelle et d'hygiène qui revêtent un caractère scientifique. »

Ces vues se rencontrèrent d'ailleurs avec celles d'un certain nombre d'autres congressistes, notamment de directeurs d'écoles ménagères suisses.

Comme nous l'avons vu précédemment, les écoles ménagères sont nombreuses dans notre province, les unes ont suivi les progrès de la science moderne de l'alimentation, les autres sont demeurées des cours de préparation culinaire, se préoccupant surtout de ménager le budget de la famille et de varier agréablement le menu.

Les unes et les autres rendent à nos familles ouvrières de très grands services. Il m'est impossible, cependant, de ne point reconnaître dans la mesure de ceux-ci des degrés différents.

CHAPITRE VI.

SOMMAIRE :

**Des efforts nombreux et méritoires sont faits en faveur
de l'alimentation populaire, néanmoins la science de
l'alimentation est trop peu connue ; on ne sait pas
«manger pour vivre».
En cette matière plus de progrès ont été réalisés au
profit des animaux que de l'être humain. Les recherches scientifiques sur l'alimentation habituelle le
démontrent.
Le champ d'action de l'enseignement ménager n'est pas
assez étendu ; M. de Vuyst se plaint d'une manière
générale : Les avis du Brabant, du Luxembourg, du
Hainaut font écho à ses paroles.
L'enseignement ménager devrait s'inspirer des progrès
de la science alimentaire.**

Le tableau que je viens d'esquisser à larges traits montre
que nombreux et variés sont les efforts produits en
Belgique et plus particulièrement dans notre province, pour
assurer aux travailleurs une alimentation saine et substantielle.

Aussi devons-nous à tous ceux qui se dévouent en ce
domaine, le témoignage de notre admiration et de notre
profonde gratitude.

Je les leur exprime ici bien volontiers.

Mais si le terrain ainsi cultivé paraît considérable, plus
vaste encore est celui demeuré stérile ; souvent, là même où
une bonne semence a été distribuée, la charrue et la herse
n'ont point pénétré assez profondément pour préparer une
germination abondante et une riche moisson.

Laissant de côté des institutions de bienfaisance qui sont
et qui demeurent aussi nécessaires que florissantes, dans
notre généreuse Belgique, je demande quelles sont les personnes qui possèdent, dans notre pays, théoriquement et
pratiquement la science de l'alimentation?

Parmi la grande masse des ménagères d'abord; — de
ceux ensuite qui font l'élevage, puisque ce mot a conquis
droit de cité; — de ceux, en un mot, qui ont charge de
nourrir autrui, combien en est-il qui se préoccupent du
point de savoir si le repas qu'ils préparent contient les
éléments nutritifs indispensables à la santé et à la vigueur des
personnes auxquels il est destiné?

Sont-elles nombreuses les ménagères qui, rangeant devant
elles la somme disponible pour l'alimentation, se demandent
l'usage le meilleur, le plus profitable qu'elles en peuvent
faire?

Si on répond à cette question avec la sincérité que sa
gravité comporte, on répondra : « Bien peu ! »

Poussons plus avant nos investigations, et demandons-
nous combien « savent », combien sont instruits, et de la
valeur nutritive des aliments, et du prix marchand de cette
valeur? : « Moins encore ! »

« Il faut manger pour vivre, et non vivre pour manger »,
a-t-on dit !

«Le conseil est sage, mais l'application malaisée, remarque
le docteur Pascault, car manger pour vivre est un art difficile. Or, on ne s'en serait peut-être jamais avisé, si la
médecine n'avait pas montré, ces dernières années, qu'il
est une foule de maladies causées ou entretenues par une
nourriture mal ordonnée.

Il faut en convenir: « Nous ne savons pas manger pour
vivre... »

N'est-il pas tout récent aussi le cri de Mme Plasky?

« Quiconque s'est quelque peu occupé d'œuvres et de
» première enfance, connaît les immenses difficultés que
» l'on éprouve à faire admettre par la femme du peuple,
» esclave de la routine et des préjugés, les théories saines
» et rationnelles les plus élémentaires des lois de l'hygiène
» en fait d'alimentation. »

« L'alimentation rationnelle des animaux domestiques
» progresse chaque jour, alors qu'en alimentation humaine,
» les traditions et les habitudes prédominent encore. »

Ainsi débute *l'Avis aux cultivateurs*, publié par le Ministère de l'agriculture en janvier 1905, sur l'alimentation des
populations rurales.

Les preuves de cette assertion pourraient être fournies
à profusion, car il n'est point isolé l'exemple de cette
grande compagnie de voitures qui « réussit à nourrir scientifiquement et économiquement ses chevaux, autant qu'elle
reste étrangère à l'alimentation de son personnel, palfre-
niers, maréchaux, carrossiers, cochers, moins rationnellement, moins bien et certainement plus chèrement nourri
que ne l'est sa cavalerie! »

Elle a renoncé au foin, et en grande partie à l'avoine,
elle nourrit ses chevaux avec de la paille, de la tourbe
mélassée, des petits pois, des caroubes, des féverolles, du
maïs et des tourteaux, étudiés d'après la valeur nutritive et
valeur marchande.

L'ALIMENTATION
RATIONNELLE
DES ANIMAUX
DOMESTIQUES
A PROGRESSÉ
DAVANTAGE QUE
CELLE
DE L'HOMME

Elle se vante, par là, de faire « meilleurs et plus vite ses chevaux, plus riches ses actionnaires. »

Pour l'alimentation de son personnel, quel souci a-t-elle pris?

Nous avons mentionné déjà les patientes études faites par l'Institut Solvay sur cette passionnante question.

Continuant le travail de recherches qu'Atwater et autres avaient fait sur les ouvriers américains et immigrés, Rowntree et Patou, Inglis et Dunlop, sur les ouvriers de la Grande-Bretagne, Moquette sur les Hollandais, Hultgren et Landergren sur les Suédois, etc., MM. Slosse et Waxweiler ont poursuivi des examens sur l'alimentation de 1,065 ouvriers belges.

C'est ici l'endroit d'enregistrer quelques-unes des conclusions auxquelles ces patientes études ont amené leurs auteurs.

« L'ouvrier belge ne règle pas son alimentation d'après la nature de la profession qu'il exerce ni d'après la valeur nutritive des aliments qu'il peut se procurer pour une somme donnée. L'ouvrier belge habitant les régions industrielles a une alimentation moins nutritive que l'ouvrier habitant les villes ou les campagnes. »

Deux diagrammes établissent, le premier le pourcentage des cas où la ration journalière comprend plus de 85 grammes d'albumine; le second, le pourcentage des cas où la ration journalière comprend plus de 150 grammes de viande.

Je ne résiste pas, Messieurs, au désir de mettre sous vos yeux ces tableaux éminemment suggestifs :

TABLEAU RELEVANT LES CAS OU LA RATION JOURNALIÈRE COMPREND PLUS DE 85 GRAMMES D'ALBUMINE :

....69 % Campagnes du Luxembourg.
....57 % Bruges.
....45 % Bruxelles et faubourgs.
....42 % Campagne des Flandres.
....39 % Quenast et environs.
....38 % Gand et faubourgs.
....31 % Environs de Liége.
....29 % Environs de Charleroi.
....20 % Verviers et faubourgs.
....17 % Dinant et environs.

TABLEAU RELEVANT LE POURCENTAGE DES OUVRIERS DONT LA RATION JOURNALIÈRE COMPREND PLUS DE 150 GRAMMES DE VIANDE.

....51 % Bruxelles et faubourgs.
....39 % Quenast et environs.
....37 % Bruges.
....28 % Campagne de Luxembourg.
....18 % Gand et faubourgs.
....13 % Verviers et faubourgs.
....12 % Campagne des Flandres.
....11 % Environs de Liége.
....6 % Environs de Charleroi.
....6 % Dinant et environs.

M. Waxweiler ajoute ces observations :

« Il paraît donc bien établi que c'est dans la région indus-
» trielle et particulièrement dans les centres miniers et métal-
» lurgistes de Liége et de Charleroi, que la consommation
» est le plus réduite. »

Et il conclut :

« On ne peut enregistrer, sans s'arrêter à de sérieuses
» réflexions, cette constatation de notre enquête que les
» ouvriers des centres industriels et manufacturiers sont,
» en Belgique, précisément ceux dont l'alimentation
» s'éloigne le plus de l'alimentation-type de l'ouvrier mo-
» derne, que l'on trouve aux Etats-Uns ; les neuf dixièmes
» des ouvriers étudiés à Liége, à Charleroi, à Verviers,
» consomment moins de 150 grammes de viande, alors
» qu'aux Etats-Unis, les neuf dixièmes dépassent ce taux.»

En ce qui concerne le peuple des campagnes, dans un
excellent opuscule de propagande publié en janvier 1912,
les agronomes de l'Etat, avec la collaboration des écoles
ménagères agricoles, expriment un regret analogue et cons-
tatent une alimentation également défectueuse.

Ces brochures ont pour but d'éclairer les fermières sur la
façon dont elles doivent alimenter leur famille.

« Les ménagères ne doivent plus, dit M. Bertholet, agronome de l'Etat, à Huy, rester indifférentes devant les ensei-
gnements de la science de l'alimentation humaine », dont il
souligne les grands et décisifs progrès.

M. Thomas, le très distingué agronome de l'Etat à Liége,
n'est pas moins affirmatif.

« Il est actuellement urgent de réagir contre les fausses
» croyances qui sont de nature à faire hausser à l'excès
» les denrées les plus demandées, et à rendre très difficile
» l'alimentation rationnelle des ménages à budget limité. »

Dans une autre étude, M. Thomas est plus catégorique
encore :

« Le plus souvent, dit-il, l'enseignement de la science
» alimentaire manque de base scientifique, les jeunes gens
» n'ayant pas, du reste, la préparation nécessaire pour le
» recevoir d'une façon profitable.

» Cette partie du programme, qui présente une impor-
» tance capitale, est donc forcément plus ou moins empi-
» rique. »

L'impression n'est pas différente à Namur, où M. Delos,
agronome de l'Etat, écrit, en janvier 1912 :

« D'une manière générale, beaucoup reste à faire, en ce
» qui concerne l'alimentation rurale : les notions y rela-
» tives sont peu connues ; la nourriture est souvent mal
» équilibrée, et le gaspillage alimentaire considérable. »

Comment, d'ailleurs, Messieurs, en pourrait-il être autrement, quand on envisage l'insuffisance du champ d'action
de l'enseignement ménager ?

Malgré les efforts louables que nous avons indiqués au
chapitre précédent, nous entendons de toutes parts exprimer des regrets identiques sur le petit nombre de ménagères qui sont touchées et façonnées par cet enseignement
spécial.

« La tradition suffit, dit très bien M. Cretinon, dans la
Chronique sociale de France, quand l'esprit humain est au
repos. Mais quand il invente chaque jour de nouvelles subs-

tances, de nouvelles machines, de nouveaux instruments, la voix des ancêtres ne suffit plus à instruire. »

Au milieu de doléances nombreuses, j'en recueille quelques-unes, émises en diverses régions du pays.

M. de Vuyst, directeur général de l'Office rural, dont chacun connaît la haute compétence en ces matières, disait, au deuxième congrès de l'Education familiale, tenu à Milan, en 1907, que sur mille jeunes filles, qui devraient recevoir cet enseignement, il en est seulement une qui en a l'occasion.

Dans un rapport présenté à la Députation permanente du Brabant, le 21 juin 1911, M. Gheude, membre de ce collège, parlait ainsi : « La nécessité de l'enseignement ménager pour les fillettes et pour les jeunes filles n'est contesté par personne. Pourtant, depuis 1896, cet enseignement n'a point prospéré, ne s'est point développé dans le pays, suivant la progression qu'exigent les besoins de la classe ouvrière, de la population travailleuse. » Et l'honorable député concluait à l'organisation de cours normaux temporaires affectés à l'enseignement ménager et suivis d'un examen pour l'obtention d'un certificat de capacité.

La Députation permanente ratifia ces conclusions et 'e cours normal ménager du Brabant a été ouvert à Bruxelles le 18 août 1911.

Par une dépêche adressée le 25 juillet 1911 aux administrations communales du Brabant, mon éminent collègue, M. Beco, insistait sur la diffusion de l'Enseignement ménager, « dont l'impérieuse nécessité s'affirme chaque jour davantage. »

L'honorable Gouverneur rappelait ensuite les termes d'un rapport de la Commission de réorganisation de l'Enseignement technique de la province de Brabant qui, en 1909, s'exprimait ainsi :

« Notre pays compte environ 1,500,000 ménages. Plus des deux tiers de ces ménages ont des budgets qui ne peuvent s'équilibrer que par l'appoint d'un savoir-faire bien informé et exercé avec vigilance. Combien de ces ménages, particulièrement dans les régions industrielles, sont en mains de femmes possédant les aptitudes réclamées par la nature de leur mission, dans la famille ? En est-il la moitié ? En est-il seulement le quart ? Or, il est permis d'admettre que, dans une maisonnée de cinq ou six personnes, l'utilisation bien entendue et raisonnée du salaire représente, par an, une économie de 150 à 200 francs.

» Il résulte de cette incapacité professionnelle un gaspillage annuel de millions de francs, avec, par surcroît, une répercussion malfaisante au point de vue familial et moral.

» Il n'est donc pas exagéré de dire que la question de diffusion de l'enseignement ménager populaire est plus qu'une question économique : c'est une question vitale, une question sociale.

» Et, cependant, malgré ces constatations dont l'évidence est flagrante, le rapport de la commission d'enquête de 1910 dut conclure : « A l'heure actuelle, défalcation faite de Bru-
» xelles et des faubourgs, dans un ensemble de 16 com-
» munes, représentant une population de 110,560 habitants,
» 200 élèves seulement suivent des cours ménagers. »

A l'extrémité sud du pays, nous entendons la même note.

M. le Gouverneur du Luxembourg, dans son discours inaugural de la session de 1912 du Conseil provincial, constate avec amertume que, depuis 1901, la situation de cet enseignement dans le Luxembourg, ne s'est point modifiée ; que la province comprend seulement onze institutions ménagères subsidiées par le Département de l'industrie et du travail. Sept ont été fondées pendant les années 1889 à 1891, les quatre autres en 1899, en 1900 et 1903 ; elles comptaient ensemble, pour la dernière année scolaire envisagée (1909-1910), 267 élèves.

Et le comte de Briey concluait :

« Il est vivement regrettable de voir notre enseignement
» ménager demeurer aussi stationnaire. »

On peut se demander à qui incombe la responsabilité de ce que l'estimé Gouverneur appelle le « peu d'empres-
» sement et le peu d'intérêt qu'apporte la classe agricole
» luxembourgeoise à la création, au maintien et au dévelop-
» pement de ces œuvres si nécessaires. »

En effet, le peuple aux destinées duquel préside le Gouverneur du Luxembourg, est un peuple aussi friand d'apprendre, de s'instruire, que soucieux de restreindre ses dépenses, et s'il n'a pas mieux à cœur l'enseignement ménager, c'est sans doute qu'on ne lui aura pas suffisamment appris l'intérêt qu'il y pouvait trouver.

Je n'en veux d'autre preuve que le succès réservé, d'après l'honorable Gouverneur lui-même, aux nombreuses écoles ménagères agricoles ambulantes, qui ont sillonné le Luxembourg en ces dernières années.

Je m'associe de plein cœur aux doléances émises par le comte de Briey et j'espère que les mesures nécessaires seront prises pour organiser le succès de l'enseignement ménager parmi ces vaillantes et honnêtes populations du Luxembourg, dont le progrès social et l'amélioration économique m'intéressent très particulièrement.

Ainsi que l'a démontré le rapport présenté par Mlles Gariou et Godeaux au Congrès « d'enseignement industriel professionnel, commercial, agricole et ménager », organisé en 1911 à Charleroi, la province de Hainaut elle-même, malgré l'attention qu'elle a portée depuis longtemps sur cette question, ne se montre pas satisfaite du résultat obtenu.

Le rapport s'exprime comme suit :

« La province de Hainaut, comprenant le besoin pressant d'améliorer la situation du peuple, de l'élever, de le placer dans des conditions de travail plus favorables, s'est mise à la tête de ce mouvement et a cherché par tous les moyens à faire prospérer l'enseignement ménager.

» Et cependant, malgré tous ces efforts, malgré une active propagande, le succès ne répond pas aux besoins existants.

» Voyons la situation de l'enseignement ménager dans le Hainaut. En 1907, il y avait dans cette province environ 75,000 jeunes filles de 12 à 19 ans.

» De ce nombre, 45,000 au moins appartiennent à la population laborieuse, à laquelle l'enseignement ménager est particulièrement destiné.

» 2,000 de ces jeunes filles seulement fréquentaient les écoles ménagères.

» Donc plus de 43,000 jeunes filles n'étaient pas initiées régulièrement aux travaux du ménage, sans compter que les filles de la petite bourgeoisie, des petits commerçants et employés ont le même besoin d'enseignement ménager. »

En ouvrant ce congrès, M. François André prononçait un discours où la même note se fait entendre :

« Ce qui est vrai pour la femme bourgeoise est plus vrai encore pour la femme ouvrière, c'est elle qui est l'ennemie de l'école ménagère. Et nous nous heurtons à cette situation vraiment paradoxale : c'est contre la mère que nous avons à lutter, car elle ne veut pas que sa fille en sache plus qu'elle, qui ne sait rien, et sur 75,000 jeunes filles en âge d'école ménagère, que compte le Hainaut, 2,960 seulement fréquentent l'école. »

N'est-ce point du Hainaut enfin que part ce dialogue rapporté par M. Desirée, dans les préliminaires du projet de loi dont j'ai parlé ?

« D. — On doit à ses amis la vérité. Et la vérité c'est que, dans la classe ouvrière, un grand nombre de femmes ignorent les premiers rudiments de leur difficile métier de ménagère. C'est qu'on ne s'improvise pas ménagère en un jour ! C'est que les conseils d'une mère, d'une sœur, d'une voisine ne suffisent pas ! A beaucoup de qualités naturelles, il faut joindre beaucoup d'acquis. C'est une science, le ménage, et une science qu'il faut acquérir lentement, péniblement, comme une autre. Cent sous dans les mains de cette femme-ci vaudront, en rendement utile, trois fois, dix fois plus que les mêmes cent sous dans les mains d'une autre. Pourquoi? C'est le même argent, mais employé par des mains habiles et une intelligence avertie.

« L. — Jusqu'à présent, l'enseignement pratique obligatoire de la cuisine ne fait pas partie du programme des écoles primaires, et les écoles ménagères sont peu nombreuses et fort peu fréquentées. Dans les familles aisées, les repas sont abondants et réglés par la tradition, par l'usage, plutôt que par la science; dans les milieux besogneux, l'ignorance des ménagères est absolue; se nourrir, c'est se remplir l'estomac, au gré des circonstances, à la fortune du pot. Partout, l'empirisme fait loi. »

Nous pouvons donc conclure, sans être sévère: qu'en matière *d'instruction et d'éducation* alimentaires, ce qui est fait ne représente qu'une part minime de ce qui reste à faire!

Souvent, d'ailleurs, il faut bien le reconnaître, la partie alimentaire de l'enseignement ménager se limite à établir le prix de revient des denrées alimentaires et du repas, ou à des notions de préparation culinaire.

L'ENSEIGNEMENT MÉNAGER LUI-MÊME DEVRAIT S'INSPIRER DES PROGRÈS DE LA SCIENCE ALIMENTAIRE

En face des progrès réalisés par la science moderne, on peut attendre et demander mieux de cet utile enseignement.

CHAPITRE VII.

CE QUI POURRAIT ETRE FAIT.

SOMMAIRE :

**Que faut-il faire pour répandre la science alimentaire?
Il faudrait avant tout faire naître le bon livre de propagande.
Une étude confiée aux savants les plus autorisés du pays devrait déterminer les bases rationnelles de l'alimentation populaire Une vaste enquête les y aiderait. Le manuel pourrait être ensuite mis au concours, à l'instar de ce qui se fit à Mayence en 1884. La diffusion serait assurée d'abord par l'enseignement, puis par messieurs les médecins.
Il convient de s'adresser également aux mères de famille.
La propagande se ferait également par la parole et par la plume, avec la collaboration des associations de gardes-malades, des amis de la tempérance, des mutuellistes, et surtout de l'enseignement ménager.**

QUE FAUT-IL FAIRE POUR RÉPANDRE LA SCIENCE ALIMENTAIRE ?

Si on se demande ce qui pourrait être réalisé pour faire apprécier mieux et rendre vraiment générales les notions d'alimentation populaire, les moyens se présentent en foule à l'esprit.

Je vais en esquisser rapidement quelques-uns.

IL FAUDRAIT UN LIVRE DE PROPAGANDE

Tout d'abord il faudrait faire naître le bon livre de propagande.

Certes, les ouvrages sont très nombreux, qui touchent ce sujet, mais parmi eux, je cherche en vain, le bon livre: celui qui sollicite à la fois l'intelligence et la volonté — l'intelligence en montrant sous un texte sobre, facile à lire et à comprendre, la vraie théorie de l'alimentation populaire; — la volonté en suggestionnant celle-ci de cette vérité profonde que l'alimentation est souvent mal comprise et défectueuse, qu'elle fait chaque jour de nombreuses victimes, et qu'il serait possible et facile de lui rendre les qualités reconstituantes qui lui font défaut.

Mais hélas, les savants disputent !

J'entends les premiers soutenir que la meilleure énergie est fournie par la viande, les seconds prétendre que la viande peut être avantageusement remplacée par d'autres produits, voire qu'elle est nuisible ; les troisièmes vont plus loin et ne se contentant plus d'être végétariens, deviennent végétaliens ou fruitariens.

D'autres encore cherchent une formule conciliante, en accordant l'utilité d'une certaine dose quotidienne d'alimentation carnée.

« Il n'est point de sujet où l'on se trouve en face de plus d'indécision et qui donne lieu à des contradictions plus déconcertantes que celui de l'alimentation.

« L'enseignement de l'hygiène alimentaire si toutefois il est permis de dire qu'il existe, flotte imprécis au gré de quelques formules émises de-ci de-là, avec suffisamment d'autorité, pour qu'elles soient adoptées, comme une sorte de code par les masses qui les appliquent ensuite pendant un temps indéfini, sans modifications et sans se demander si elles méritent réellement la confiance qu'on leur accorde. »

Ainsi s'exprime M. le docteur Jules Graud, dans son travail sur la *Philosophie de l'alimentation*.

Aussi longtemps que ces discussions n'auront pas pris fin, et que les hommes compétents n'auront pas déterminé où est la vérité, les propagandistes seront sans orientation fixe : il ne seront point assurés en préconisant tel système, de n'être pas contredits par les défenseurs de la théorie adverse.

Il faudrait donc qu'une étude collective confiée aux savants les plus autorisés du pays, donne aux sociologues la vérité sous l'aspect simple et suggestif de la brochure que je viens de décrire.

Pour aboutir à la formule désirée, une vaste enquête devrait être établie sur les conditions actuelles de l'alimentation populaire en Belgique.

Lorsque le gouvernement a cherché la voie qui mène aux meilleures réformes ouvrières, il a entrepris l'enquête du travail et en a déduit les indications précises d'où est né le code de lois sociales dont notre pays est justement fier.

Plus récemment les conditions précaires dans lesquelles se débat la petite bourgeoisie ont provoqué des investigations analogues, qui seront sans doute, génératrices de mesures législatives et administratives favorables à cette fraction si intéressante de notre population.

Je crois avoir prouvé que l'alimentation mérite à son tour une étude semblable.

Il ne vous échappera pas, Messieurs, qu'elle est plus complexe que les premières, car elle doit se constituer, non seulement de renseignements fournis par les intéressés, mais aussi d'observations et d'expériences scientifiques.

Néanmoins, la question est assez grave pour faire fléchir les résistances et vaincre les difficultés qui se présenteraient.

L'enfance du premier âge peut être facilement mise en observation dans les consultations de nourrissons et les crèches.

L'alimentation des jeunes gens peut être scientifiquement établie par les collèges et les orphelinats.

L'armée offre le meilleur champ d'étude pour les adultes, car elle réunit une grande quantité d'hommes, du même âge vivant dans les mêmes conditions, se livrant aux mêmes travaux, nourris dans les mêmes proportions, aux mêmes heures, de matières premières indentiques.

Les prisons enfin livreraient les adultes d'âge et de sexe différents.

Lorsque ces renseignements auront été réunis, il sera aisé d'étudier la famille ouvrière et de déterminer la nourriture nécessaire à chacun de ses membres.

Les enquêteurs ne feront point défaut ; il y a en Belgique une assez grande quantité de médecins, de savants, de sociologues dévoués, pour qu'on puisse leur confier cette importante mission, sans craindre qu'elle soit refusée ou mal accomplie.

Il ne serait que juste, d'ailleurs, d'attribuer à celui qui produirait le meilleur travail, un prix important.

LE MANUEL MÉRITE D'ÊTRE MIS AU CONCOURS

Nous voyons accorder des récompenses académiques de 25 à 50.000 francs des œuvres dont le mérite littéraire et scientifique est considérable, sans doute, mais qui n'ont point pour la conservation et la force de la race, une valeur comparable à celle de la publication que je voudrais provoquer.

Il y a plus de 25 ans, en 1884, le cercle Concordia, de Mayence, fondé pour l'amélioration du sort des classes laborieuses, a mis au concours la question suivante :

« Comment se nourrit-on bien et à bon marché ? »

Les mémoires présentés avaient à satisfaire à la condition que chaque ménagère devait pouvoir en déduire une alimentation conforme aux règles de la physiologie, à bas prix, en tenant compte des goûts et des habitudes, qui varient suivant les populations.

Le jury était composé de messieurs : le professeur docteur C. von Voit, de Munich ; le professeur docteur Beneke, de Marburg ; le professeur docteur Fôrster, d'Amsterdam.

Le prix unique fut accordé au travail du docteur Meinert, imprimé à 20.000 exemplaires et épuisé en deux mois.

Cette étude peut être considérée pour l'époque comme un chef-d'œuvre. Les notions physiologiques qu'elle renferme de même que la composition et la valeur nutritive des divers aliments, leur prix proportionnel, l'utilisation de budgets d'importances diverses, des recettes, de bons conseils, des descriptions en font une synthèse précieuse, à laquelle il suffirait de faire quelques modifications pour la mettre en rapport avec les progrès de la science et l'approprier aux besoins de nos populations.

Quand nous serons en possession du précieux manuel, nous aurons à en assurer la diffusion.

Pour cela nous nous adresserons d'abord à l'enseignement, et nous prierons les maîtres de celui-ci, d'en faire l'objet de quelques-unes de leurs leçons.

Dans les classes ménagères, dans les écoles ménagères,
des leçons spéciales et approfondies commenteraient le
manuel de l'alimentation populaire rationnelle.

Sous une autre forme, les meilleurs propagandistes de la
science alimentaire seraient sans conteste les médecins à
l'abnégation desquels je fais assez crédit, pour être persua-
dé qu'ils consentiraient à prévenir les maladies plutôt que
de les guérir. Ils deviendraient les conseillers des familles, et
leur rôle dans l'ensemble de l'éducation physique pourrait-
être pour eux beaucoup plus agréable, sans être moins lu-
cratif.

En cherchant quels seraient, à côté des hommes de
science, les vulgarisateurs les plus qualifiés de l'alimentation
rationnelle, c'est naturellement vers l'auteur de toutes les
grandes réformes de l'humanité que je me tourne, c'est à
la femme que je m'adresse et j'évoque ces lignes si vraies
que Viaud-Bruant lui consacre, dans son ouvrage l'*Arbre
de Vie*.

« Dans les vertus des grands hommes, cherchez la mère ;

» Les hommes d'élite, honnêtes, moraux, doivent ces
» qualités à leur mère : Raphael, Rubens, Rembrandt, Kant,
» Goethe, Schiller, Lamartine, Victor Hugo, Gambetta. La
» femme éducatrice par nature, joue le rôle principal dans
» l'éducation des enfants. C'est, par conséquent, sur elle
» que devraient se porter l'attention et l'effort d'une péda-
» gogie intelligente.

» Le sort et l'avenir des générations sont entre les mains
» de toutes ces jeunes femmes en création de famille. On

» peut dire que la femme moderne tient dans ses flancs,
» dans son cœur, et dans sa tête, toute l'humanité de
» demain. »

L'enseignement à la jeunesse, d'une part, à la mère de
famille d'autre part, voilà bien les deux instruments que
doivent mettre à contribution en premier lieu les propaga-
teurs de la réforme.

Aucune occasion de les atteindre ne pourra être omise.

LA PROPAGANDE SE FERAIT PAR LA PAROLE A côté de celles-ci, cependant, d'autres collaborations
pourront être utiles.

Lorsqu'il s'agit de persuader les masses, la parole demeu-
rera toujours le plus puissant véhicule de la pensée ; aussi
les exposés publics, les discours, les conférences ne pourraient être assez multiplées.

L'Angleterre nous fournit des exemples intéressants de ce
que peuvent des orateurs, qui veulent convaincre le peuple.
L'un des plus originaux, est, à coup sûr, celui de la croisade
printanière des amis de l'hygiène.

Chaque année, au mois d'avril, elle renaît pour durer
une semaine.

Les quarantes comités sanitaires constitués dans les
grandes villes, se mettent en campagne, et des orateurs s'en
vont partout semer la bonne parole.

Ils possèdent comme tribune un simple tabouret sur lequel
ils s'établissent, tandis que la foule se masse autour d'eux,
à Londres même, dans le quartier de Holborn, de Maryle-
bone, de Bottersea, de Finsbury et de Woolwich ; ils prêchent
l'exercice, la propreté, la science du plein air, la destruction
des mouches, etc., etc.

En Belgique aussi, le peuple s'amasse autour de ceux qui parlent haut, et cet instinct de la foule se montre dans la rue, en chemin de fer, au cabaret, au meeting, etc. Il suffit d'élever quelque peu le verbe, pour se faire aussitôt un auditoire.

J'ai entendu parfois contester cette influence de la tribune populaire ; autant vaut nier la lumière du soleil.

Les élans de l'enthousiasme, de la conviction, de la sympathie, ne sont jamais si tangibles, si chauds, si prenants, que sous l'accent d'un verbe cordial.

Rien ne lui résiste !

La parole sous toutes ses formes, sera donc un excellent véhicule de la diffusion que je préconise.

Avec celui-ci, la plume, manifestation plus calme, mais d'une extension plus aisée de la pensée humaine, apportera à l'alimentation rationnelle, un précieux concours.

Les brochures, les tracts populaires, les tableaux, doivent être partout répandus.

La presse prêtera ses colonnes, avec la bonne grâce dont elle est coutumière, dans notre pays, vis-à-vis des œuvres de vulgarisation utile.

Les revues, et particulièrement les revues spéciales, les revues populaires, et d'éducation familiale, sont toutes indiquées pour propager ces matières.

On pourrait aussi solliciter une collaboration très efficace auprès d'associations actuellement existantes.

Au premier rang de celles-ci se placent les corporations qui soignent les malades, les sœurs de charité, les diaconesses, les nurses, dont l'influence de par le monde est très grande, et s'étend chaque jour davantage, en raison des services inappréciables qu'elles rendent, de la déférence qui s'attache aux conseils qu'elles donnent, de la reconnaissance que leur dévouement suscite d'habitude parmi les gens de cœur.

Il serait facile, pensons-nous, de leur faire apprécier, et de leur faire répandre ensuite, dans les maisons où elles sont appelées, les principes de la meilleure alimentation selon la raison et la science.

Particulièrement en ce qui concerne les nurses, n'est-ce point le moment de compléter leur action utile que celui, où mistress Bedfort Fenwik, présidente du National Cuncil of Trained Nurses of Great Britain and Irland, s'est fait l'apôtre d'une réorganisation de la corporation comptant aujourd'hui plus de cinquante mille membres, en vue d'obtenir une reconnaissance et une constitution officielles, à l'exemple de ce qui s'est fait aux Etats-Unis, à la Nouvelle-Zélande, au Cap, au Natal, au Transvaal.

Encore qu'elles n'appartiennent à aucune corporation, les infirmières et gardes malades et les personnes qui s'astreignent à suivre les cours et à subir les examens de la Croix Rouge, pourraient, elles aussi, s'instruire des notions précieuses de l'alimentation humaine et les professer autour d'elles.

Je voudrais assurer aussi à la cause que je plaide la collaboration des amis de la tempérance.

L'antialcoolisme a trouvé des apôtres susceptibles des plus grandes œuvres, du plus énergique dévouement. Ils ne craignent point de lutter à visière levée contre les préjugés, contre les influences électorales; c'est au grand jour qu'ils mènent leurs combats. Notre ville en offrait encore récemment l'éloquent spectacle. Le 21 avril 1912, un vaste meeting vit paraître à la tribune de la Renommée, dix orateurs appartenant aux diverses opinions politiques qui divisent le pays, pour réclamer ensemble devant un auditoire de plusieurs milliers de personnes, le vote d'une loi limitant par extinction, les débits de boissons alcooliques.

En Belgique, où l'effort s'éparpille, il est malaisé d'apercevoir groupés en un faisceau, les résultats obtenus par les zélateurs de l'antialcoolisme.

La diminution de la consommation, officiellement constatée, établit seule que d'importantes victoires répondent à leur ardeur.

Nous pouvons mieux apprécier les progrès réalisés dans deux puissants empires de l'Europe centrale, qui sont le théâtre d'une propagande antialcoolique intense.

En Allemagne, la corporation des « Bons Templiers » (Guttemplerorder) groupait en 1911, 43,353 abstinents; la Croix Bleue, 43,106; deux unions catholiques, 5,400; l'union ouvrière tempérante, 2,040; l'alliance des étudiants, 271; ensemble: près de cent mille adultes.

La jeunesse, 28,934; les petites associations de tempérance, 13,000. On arrive à un nombre de 140 à 150,000 protagonistes de la tempérance.

D'autre part, une remarquable étude du comte Louis Skarzynski, parue en mai dernier, nous met à même d'apprécier ce que, dans l'immense Russie, les comités de tempérance ont pu réaliser en 15 ans environ:

« L'œuvre de civilisation la plus méritoire, que nous
» devons aux Comités, dit l'auteur, c'est l'organisation de
» conférences populaires; grâce aux comités de tempérance,
» ces conférences populaires ont propagé, sur toute l'éten-
» due de la Russie, les premières notions de l'instruction
» publique; et il n'existe aucun coin de notre immense
» empire, fût-ce même au nord du gouvernement d'Arkan-
» gel, pays des froids éternels, où ne soit venu, avec sa
» lanterne magique et ses projections lumineuses, le confé-
» rencier des comités, fascinant le paysan, souvent le plus
» ignorant, par la vision de ces projections et la narration
» de ce qui se passe dans les autres parties de la grande
» Russie et en pays étrangers. Les comités de tempérance
» organisent annuellement plus de 71,000 conférences qui,
» d'après le compte rendu de l'année 1905, ont été fré-
» quentées par plus de 11 millions de personnes. Rien de
» pareil n'avait été réalisé dans cette voie, avant l'institution
» des Comités de tempérance. »

« Tout ce qui a été fait, continue le comte Skarzynski, par
les Comités de tempérance, depuis leur institution, est cer-
tifié par l'éloquence des chiffres ci-dessous (la plupart de
ces institutions existent à peine depuis plus de douze ans,
et la majorité d'entre elles ne fonctionnent que depuis huit
ans et demi, ou même sept ans). Les comités entretiennent
actuellement à leurs frais :

5,598 cafés et restaurants de tempérance;
  307 auberges avec écuries;
  174 asiles de nuit;
4.115 bibliothèques et salons de lecture;
  380 librairies;

531 écoles et classes du dimanche ;

6,840 salles de conférences ;

374 théâtres ;

1,087 sociétés de musique ;

7 hôpitaux pour alcooliques ;

14 cliniques pour alcooliques ;

7 asiles pour alcooliques convalescents ;

13 asiles ou hôpitaux ouverts par des particuliers pour alcooliques, mais subventionnés par le Ministère des finances ;

13 bureaux de placement ;

43 bureaux de consultations juridiques gratuites. »

En applaudissant aux dévouements que les pionniers de l'antialcoolisme ont suscités, je n'hésite pas à dire que s'ils voulaient associer la régénération alimentaire du peuple à l'objet de leur activité, ils rendraient un service inappréciable à celui-ci et, du même coup, ils diminueraient considérablement le nombre des alcooliques. Rien ne pousse plus l'homme vers l'alcool que l'insuffisance de l'alimentation, rien ne rend l'alcool plus funeste que l'affaiblissement des résistances par manque de nutrition.

C'est encore à la grande et belle lignée des mutuellistes qu'il faudrait demander de concourir à la dispersion de la bonne semence.

LES MUTUELLISTES SERAIENT AUSSI D'EXCELLENTS PROPAGANDISTES

Eux aussi ont le plus haut intérêt à ce que les membres de leurs associations consacrent la part budgétaire de l'alimentation aux denrées les plus nutritives et les plus saines.

Le mutuelliste bien nourri et robuste grossit la caisse de la mutuelle et consolide ses réserves. Le mutuelliste qui

s'alimente mal, trop ou trop peu, obère la caisse et dimi-
nue les ressources de l'association.

Cette œuvre si belle, née de la plus touchante solidarité
sociale, si hautement appréciée, encouragée par les pouvoirs
publics, est bien faite pour compléter notre propagande.

Cela semble avoir été compris par avance, car, sous la
signature de Godefroy Ratton, l'*Artisan mutuelliste* du mois
d'avril 1912 mettait en relief l'affinité entre la mutualité et
l'alimentation.

Cet article est intitulé l'« Action sociale de la femme
mutuelliste », et s'exprime ainsi :

« Osons l'affirmer et répandre notre idée et notre confiance : ce sera la femme mutualiste, l'épouse, la mère, la
citoyenne, qui, dans son admirable rôle de mère de famille,
saura, de plus en plus, envisager et comprendre les précieuses ressources d'une hygiène bien entendue.

» Elle ne se contentera pas d'assurer, pour son mari et
pour elle, le versement régulier de la cotisation mutualiste
mensuelle, et celui aussi de la retraite ouvrière; mais en
même temps, et malgré les heures passées à l'atelier pour
apporter un appoint à la quinzaine, elle saura s'ingénier à
tenir le logis propre, à le rendre gai et attrayant; la nourriture sera, par ses soins, engageante et variée, surtout si la
mère de famille a pu profiter de l'enseignement ménager,
qui apprend aux filles les mille ressources d'une alimentation nutritive et peu coûteuse.

» Des résultats précieux s'affirmeront ensuite : par l'at-
trait du foyer, l'alcoolisme verra diminuer le nombre de
ses imprudents adeptes; la tuberculose et les maladies qui

se propagent au sein des agglomérations sans hygiène verront décroître le chiffre de leurs malheureuses victimes.

» Un élément moral de joie, de santé, vivifiant et rénovateur, se développera peu à peu autour de ces familles, heureuses d'être bien portantes, et sa répercussion directe ira au cœur même de la Société de secours mutuels, dont les adhérents, plus aguerris, plus résistants, se présenteront de moins en moins nombreux à la caisse de secours.

» L'hygiène sociale a pour vaste champ d'action la mutualité. A son tour, la mutualité ne pourra réaliser son magnifique programme de large collaboration à l'œuvre de rénovation sociale que si elle appelle la femme à activer tant de bienfaits. »

Pour assurer le succès de mes vœux, je voudrais surtout, Messieurs, confier leur sort à tous les protagonistes de l'enseignement ménager, et particulièrement aux dames dévouées qui organisent le congrès de Gand en 1913.

LE SUCCÈS DE CES VŒUX DÉPEND, POUR UNE GRANDE PART, DES PROTAGONISTES DE L'ENSEIGNEMENT MÉNAGER

Il sera sans doute le digne successeur de celui qui se tint à Fribourg en 1908.

Je souhaite qu'il ait l'éclat de celui-ci ; je souhaite surtout que, faisant trêve à trop de discours, on laisse la parole aux gens d'expérience, qui sont rarement prolixes, et qu'avec eux on entre décidément dans la voie d'une définition réelle et précise de l'alimentation rationnelle et qu'on réalise, sans plus de retard, ses applications pratiques.

Ces seuls mots, ces quelques lignes suffisent à établir le meilleur programme d'un congrès d'enseignement ménager.

Qu'il me soit permis d'user, dès à présent, de la tribune de ce congrès pour faire un pressant appel à tous ceux que

groupera le commun désir de faire la femme et la fille
meilleures ménagères, un pressant appel, dis-je, afin qu'ils
propagent les vraies notions de l'alimentation rationnelle.

Oh! certes, les qualités morales doivent être le premier
ornement de la mère de famille, mais peut-on omettre,
pour cela, ses obligations matérielles vis-à-vis de ceux dont
elle doit assurer l'alimentation?

Que s'il doit naître de ce congrès un comité de propagande
national, ou quelqu'œuvre nouvelle, ou quelqu'acte légis-
latif, qu'ils soient donc orientés vers un perfectionnement
scientifique de l'enseignement alimentaire dans les écoles
ménagères. Ce serait, pour le pays, un inappréciable bien-
fait.

C'est le souhait que je dépose avec mes vœux de succès
les plus enthousiastes aux mains de la comtesse t'Kint de
Roodenbeek et de la baronne Herman della Faille d'Huysse,
présidentes, et de Mlles Bouillot, Deleu et Van Gehuchten,les
si dévouées et si expertes secrétaires générales.

Le congrès de l'alimentation humaine récemment tenu à
Liége a admis, sur la proposition de M. le docteur Zunz,
agrégé à l'Université de Bruxelles, une motion analogue :

« Donner dans toutes les écoles un enseignement pratique
» et rationnel de la cuisine basée sur les données de la
» science de l'alimentation. »

Ce qu'il faut pour cela? Mme Garessus, directrice de
l'école ménagère de Fribourg, le disait très exactement au
congrès de 1908, en ces mots :

« La théorie n'est rien, si elle n'est accompagnée de la
pratique », et elle exposait comme suit les moyens employés
à l'école qu'elle dirige :

« Voici surtout comment nous essayons de mettre pour ainsi dire, les principes du programme à la disposition de nos élèves, par leur travail de chaque jour.

» Aux murs des salles d'études de nos deux catégories d'élèves, nous avons suspendu des tableaux d'alimentation rationnelle : Valeur nutritive et numéraire intrinsèques des aliments les plus répandus représentée graphiquement.

» Eléments nutritifs des aliments.

» Premier tableau d'alimentation rationnelle : Eléments nutritifs assimilables des principaux aliments et de quelques boissons.

» Ration alimentaire par jour, suivant l'âge et le travail.

» Deuxième tableau d'alimentation rationnelle.

» Valeur nutritive totale comparée des principaux aliments et de quelques boissons. Par l'examen de ces tableaux, nos élèves apprennent la valeur nutritive des principaux aliments. Nous leur faisons remarquer, par exemple, que les légumineuses, riches de substances azotées, renferment presque autant d'albumine digestible que les viandes, et comme leur prix est de quatre ou cinq fois moins cher que ces dernières, elles constituent un aliment sain et bon marché. Cette remarque nous permet de combattre le préjugé, malheureusement trop enraciné, que la viande seule caractérise une alimentation suffisante.

» A l'aide de ces tableaux, nous leur montrons que l'homme faisant usage d'une nourriture dont la composition ne présente pas le rapport normal, est obligé, pour absorber la quantité nécessaire du principe contenu en proportion insuffisante, d'ingérer une trop grande masse d'aliments, ce qui a pour résultat un gaspillage des autres principes nutritifs et, de plus, des troubles du tube digestif.

» Nous mettons entre les mains de nos élèves une double feuille imprimée indiquant la composition des principaux aliments usuels en principes nutritifs fondamentaux. Ce petit tableau — qu'elles emportent au sortir de l'école — est extrait de l'ouvrage de M. Armand Gauthier : *l'Alimentation et les régimes chez l'homme sain et chez les malades.* »

Cet extrait du livre de M. Armand Gauthier est le résumé le plus instructif que je connaisse sur la matière, et je regrette ne pouvoir le reproduire ici.

Toutes les viandes, avec 50 divisions, les œufs, le lait et ses dérivés, les céréales, les graines de légumineuses, les tubercules, les légumes herbacés, les tiges racines et champignons, les fruits, les boissons fermentées, les boissons de table, y sont dosés en détail.

D'autres tableaux suivent, ramenant la valeur nutritive au prix d'achat, puis viennent des menus, avec leur coût et leur teneur en principes nutritifs.

Comme il n'y a rien de neuf sous le soleil, je rappellerai les diagrammes très nets publiés en 1876 par le docteur Constantin de Nedats, médecin en chef du régiment et de la garde impériale de Russie, et représentant en colonnes de teintes jaune, grise, violette, verte, marron et noire, la teneur des divers aliments en albumine, caséine, amidon, sucre, graisse, sels, des principales denrées alimentaires.

Ces diagrammes de coloration variée sont beaucoup plus suggestifs et impressionnent plus fortement les yeux et le cerveau que les tableaux à longues énumérations et à nombreux chiffres.

Pour me résumer donc j'attendrais de l'enseignement ménager qu'il fût :

pratique et théorique ;

tenu à la hauteur des principes rationnels de l'alimentation humaine ;

dirigé vers un but social.

Je le voudrais voir mieux apprécié, mieux suivi, plus généralisé.

Je voudrais qu'il s'inspire de plus en plus, du milieu, des conditions sociales des élèves auxquels il s'adresse.

Je voudrais qu'il fît une part très importante aux principes rationnels et scientifiques de l'alimentation humaine, telle que la préconisent les observations et les études contemporaines.

Je voudrais enfin qu'il ait une large inspiration sociale, qu'il soit traversé du souffle vivifiant de l'important intérêt économique qui s'attache à la reconstitution et au maintien de la santé et des forces dans la famille ouvrière.

CHAPITRE VIII.

Conclusions.

Messieurs, après l'exposé que j'ai eu l'honneur de faire devant vous, ma conclusion peut être brève :

Je vous ai démontré qu'il existe une science de l'alimentation populaire.

Des praticiens éminents, des professeurs d'universités, des philanthropes, des législateurs, lui ont apporté des concours qui, pour être éparpillés, n'en sont pas moins précieux.

Il échet de codifier la matière, de dresser la table de ses lois, d'unifier en quelque sorte celles-ci, puis d'en assurer la diffusion, afin qu'elles pénètrent au foyer des plus modestes travailleurs.

C'est une œuvre noble à laquelle je convie toutes les bonnes volontés.

En tournant vos regards du côté de ce problème, je pense vous avoir averti d'une question sociale de la plus haute importance.

A s'y dévouer, la raison et le cœur, le culte de la patrie et l'amour du prochain, trouveront une égale satisfaction.

A ceux que touche le raisonnement, je dirai :

L'alimentation de 7 1/2 millions de citoyens suppose un effort immense sans cesse renouvelé et réclame l'abandon quotidien d'un capital considérable.

Chaque progrès accompli dans ce gigantesque travail a pour contre-coup une amélioration du bien-être, une augmentation des forces, du travail, de la richesse du peuple belge.

Chaque faute se répercute douloureusement sur son activité, sa santé et sa résistance.

Et comme il est impossible de dissocier les deux éléments qui composent l'homme, la valeur de l'alimentation

retentit aussi sur la splendeur intellectuelle de la nation et
sur sa grandeur morale qui constituent avec la force physique, la vigueur et la gloire du pays.

A ceux dont le cœur s'incline aisément vers les malheureux, je rappellerai qu'éviter la maladie, reconstituer la
santé, c'est, Messieurs, verser au foyer familial la bonne
humeur et la joie.

S'il fallait quelque chose de plus encore, pour vous enga-
ger à vous préoccuper chaque jour davantage du problème,
je répèterais ces paroles profondément vraies : « Cette
éducation ne va pas sans se hausser à des idées morales,
ni sans développer des sentiments de solidarité nous invi-
tant tous à travailler, pour que s'améliore le sort des déshérités, afin que, pour eux, le pain soit moins rare, moins
dur et moins sec. »

Enfin, Messieurs, c'est au profit de la femme que s'exer-
cerait la meilleure influence sociale à naître des réformes
que je préconise.

Depuis naguère, des initiatives parlementaires intéressantes ont fait disparaître certaines inégalités civiles ou
sociales qui ne répondent plus aux idées de notre temps.

Je n'hésite pas à affirmer qu'aucune de ces lois ne relè-
vera la femme autant qu'une éducation ménagère qui la
constituerait la collaboratrice de son mari dans l'entretien
de la famille. Elle serait digne, désormais, de recevoir le
salaire péniblement acquis par le labeur de l'ouvrier, car
elle serait apte à en faire le meilleur et le plus fructueux
usage. Elle deviendrait, dès lors, vraiment l'égale de son

mari, non point par la grâce et la bonté de celui-ci, mais
par le rôle qu'elle jouerait dans le maintien et la consolidation des forces au travail.

Elle serait, comme on l'a dit, «non plus la première ser-
vante du foyer, mais l'être préposé à l'entretien de cette
flamme qu'est la vie et dont la nature déjà lui avait donné
la garde. »

Au nom du Roi, j'ai l'honneur de déclarer ouverte la
session ordinaire du Conseil provincial pour 1912.

VIVE LE ROI!

www.ingramcontent.com/pod-product-compliance
Ingram Content Group UK Ltd.
Pitfield, Milton Keynes, MK11 3LW, UK
UKHW020306180726
13839UKWH00001B/392